〈実践・子育て学講座〉 2

子育ての保健学

高橋悦二郎——編

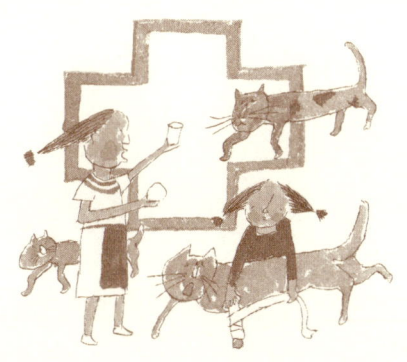

大修館書店

まえがき

　第2巻は子育てに関係の深い子どもの体の発育発達，栄養や食事，病気の問題等について，主として小児保健の立場から記述した。

　最近は環境の急激な変化や，少子化等につれて，育児力が低下してきたともいわれる。母親になって初めて赤ちゃんを抱いた，子どもとどのように遊んだらよいのか分からないというような例もふえてきた。

　これからは，経験が不足する分，学んで身につけなくてはならない。まずは子どものことをいろいろ知っておくことが大切である。本巻では，乳幼児の脳神経系をはじめ，体の諸機能の発達につれ，どの時期にはどのようなことが出来るのか，どのようなことが問題になるのかを見ていくが，まず第1章で，乳幼児の発育発達や問題点等をのべた。

　適切な時期に，適切な刺激を与え，学習を重ねることによって，知能や運動，言語，情緒面等，適切な発達を遂げることができる。良い体をつくるためにも，栄養をよくし，睡眠，遊び，病気予防等を心がけることが大切である。もちろん，体の大小や発達の早い遅いには個人差がある。個人差の範囲なのか，どの程度からが異常なのか，こういった判断は，まだ発達の途上にある乳幼児ではむずかしいことがある。発達が遅いと思われる場合には，適切な指導を受けて，あせらず愛情深くみていってほしい。

　育児も時代の移り変わりにつれて変わってきた。昔は育児の上

で，よいこととしてすすめられたことが，今ではよいどころかむしろ害になるとさえいわれるものもある。例えば日光浴を積極的にしたり，蜂蜜を乳児に与えることなどは現在ではあまりすすめられない。臍ヘルニア（出べそ）や斜頸，包茎，うつ伏せ育児等についての考え方，取り扱い方なども，昔と大分違ってきた。

また情報過多の時代でもあるので，現在行われている育児でも，いろいろの考え方があり，初めての育児に際しては戸惑うことも多いと思われる。離乳食を家庭でつくるのは大変だが，ベビーフードだけでもよいかとか，いつが適当かとか，使い捨ておむつ（紙おむつ）より布おむつの方がよいのか等々，母親のストレスにもなりかねないいろいろな問題が出てくる。そういった問題について，本書では，2004年現在，日本小児保健学会で取り上げられているものを，おおよその目安として記述した。

アトピー性皮膚炎に対する食事の制限や，種々雑多な民間療法による治療法等，問題がいろいろある免疫とアレルギーの項目は別に第4章に設けた。

第2章には脳の発達と行動発達，精神神経系疾患，第3章には事故と応急処置，第5章には子どもの病気，そしてQ & Aとした。

なお，病気については感染症を主にして簡単な記述にとどめた。保育園児や幼稚園児が感染症にかかった場合の登園停止期間等にも触れた。

育児は大変なことではあるが，子どもには未来があり，喜びや楽しみも多い。子どもは育てられる面と，自ら育つ力を持っている。育児は育自であり教育であり，共育でもある。子どもを育てながら自分も育ち，教えながら教わり，共に育つのである。愛情深く育児に当たられるよう切に願う次第である。

編　者

目　　次

まえがき　iii

第1章　出生から幼児期までの健康問題

Ⅰ　子どもの特徴——発育 …………………………………………………3

Ⅱ　身体発育，運動発達，体力増進 ………………………………………4

　1) 身体発育　4

　2) 歯，骨，感覚器などの発育　7

　3) 身体発育の経過　8

　4) 発育に影響を及ぼす因子　10

　5) 運動発達　10

　　（運動機能の発達／運動発達の一般的原則／新生児期の運動／

　　乳幼児期の運動）

　6) 体力増進　18

Ⅲ　胎児期，周生期の健康 …………………………………………………19

　1) 胎芽，胎児，周生期　19

　　（胎芽／胎児／周生期）

　2) 先天異常，遺伝障害，胎芽胎児障害　20

　　（先天異常／遺伝障害／胎芽胎児障害）

　3) 低出生体重児（未熟児）　23

Ⅳ　新生児期，乳児期の健康 ………………………………………………24

　1) 新生児の特徴　24

（新生児／体重／身長／手足の運動／呼吸／皮膚／体温）
　2) 新生児の育て方　26
　　（新生児の扱い方／新生児期の気になること）
　3) 新生児の栄養　33
　　（母乳栄養／混合栄養，人工栄養）
　4) 乳児の特徴および育て方　37
　　（乳児期全般／1,2か月頃／3〜4か月頃／5〜6か月頃／7〜8か月頃／9〜11か月頃）
　5) 乳児の栄養　48
　　（母乳栄養，混合栄養，人工栄養／離乳）
Ⅴ　幼児期の健康　……………………………………………………52
　1) 幼児の特徴　52
　2) 幼児の育て方　54
　　（1〜1歳6か月頃／1歳6か月〜2歳頃／2〜3歳頃／3〜4歳頃／4〜6歳頃）
Ⅵ　母子保健サービスの活用　……………………………………67
　1) 母子健康法によるサービス　67
　　（主に妊婦に対するもの／乳幼児の健康診査と保健指導（育児相談）／その他の公費によるサービス）
　2) 児童福祉法によるサービス　68
　3) その他の母子保健サービス　70

第2章　脳の発達と行動発達
Ⅰ　脳と神経の構造と機能　………………………………………71
　1) 中枢神経　71

（脳　脊髄）
　2）末梢神経　75
　　（脳神経・脊髄神経・感覚神経・運動神経／自律神経）
II　脳と行動の発達 ……………………………………………………77
　1）脳の発達　77
　　（肉眼的発達／神経突起の発達／脳の可塑性と敏感期）
　2）脳波の発達　82
　3）反射と行動発達　82
　　（胎児期／新生児期／乳児期／幼児期／代表的な原始反射の具体例）
　4）感覚機能　87
　　（味覚・臭覚／視覚／聴覚／皮膚感覚）
　5）精神機能発育　88
　　（知能の発達／言語の発達／情および情緒の発達／運動の発達／社会性の発達／精神の発達）
III　精神神経系の病気 …………………………………………………94
　1）けいれん性の病気　95
　　（熱性けいれん／憤怒けいれん／てんかん）
　2）脳性麻痺　98
　　（定義／原因／分類／治療）
　3）その他　100

第3章　事故と応急手当

I　事故の種類と頻度 …………………………………………………101
　1）子どもの事故防止の重要性　101

2) 事故の種類と頻度　101
Ⅱ　事故の防止はどうするか …………………………………………104
  1) 子どもの発達と事故　104
  2) 年齢別の事故事例　106
  　（誕生より5か月まで／6〜12か月／1〜2歳／3〜5歳）
  3) 場所別の事故とその対策　110
  　（台所／浴室／階段／ベランダ・窓／玄関／洗面所・トイレ／
  　居間）
Ⅲ　事故への対応と応急手当の基本 ……………………………………117
  1) 応急手当の重要性　117
  2) 応急手当の基本　117
  　（創傷／捻挫／脱臼／骨折／頭部外傷／虫刺症／目の外傷・
  　異物混入／鼻出血／耳の異物／歯の外傷／熱傷）

第4章　免疫とアレルギー

Ⅰ　免疫とは　免疫の仕組み ……………………………………………129
  1) 免疫とは　129
  2) 免疫の仕組み　130
Ⅱ　アレルギーとは ………………………………………………………134
  1) Ⅰ型　135
  2) Ⅱ型　136
  3) Ⅲ型　137
  4) Ⅳ型　137
  5) アレルギー疾患とアレルギー反応の型　138
Ⅲ　よく見られるアレルギーの疾患とその特徴 ………………………138

1）気管支ぜんそく　141

（定義／症状／治療）

2）アレルギー性鼻炎（鼻アレルギー）　145

（定義と症状／治療）

3）アトピー性皮膚炎　146

（定義と症状／治療）

4）じんましん　148

5）アナフィラキシー　148

Ⅳ　暮らしの中のアレルギー対処法 ……………………………………149

1）アレルゲンとその対処法　150

2）その他の生活上の注意　154

3）アレルギー疾患の患児を育てる家庭の対処法　155

第5章　子どもによくみられる病気

Ⅰ　感染症 …………………………………………………………………158

1）伝染病と感染症　158

2）新興感染症と再興感染症　159

3）感染症の原因　159

4）各成長期に見られやすい感染症　160

（新生児期感染症／乳児期感染症／幼児期感染症／学童期）

5）保育園，幼稚園，学校で予防すべき伝染病と出席停止の期間　162

（インフルエンザ／百日咳／麻疹／風疹／水痘／咽頭結膜熱（プール熱）／手足口病／ヘルパンギーナ／伝染性紅斑（りんご病）／流行性耳下腺炎（おたふくかぜ）／溶連菌感染症）

6）かぜ，気管支炎・肺炎　170

(かぜ／気管支炎／ぜんそく様気管支炎と気管支ぜんそく／肺炎)

7) ペットからうつる子どもの病気　175

8) その他子どものかかりやすい感染症　178

(保育園，幼稚園出席停止の必要がないと考えられる感染症／中耳炎，外耳炎，副鼻腔炎／尿路感染症)

9) 感染症と予防接種　180

(予防接種／ワクチンの種類／予防接種の種類，内容と接種間隔など／予防接種に際しての注意)

Ⅱ 皮膚科疾患 ……………………………………………………184

1) 湿疹，アトピー性皮膚炎　184

(アトピー性皮膚炎／接触性皮膚炎，脂漏性皮膚炎)

2) 皮膚の感染症　186

(伝染性膿痂疹（とびひ）／化膿性汗腺炎（あせものより）／カンジダ症／伝染性軟属腫（水いぼ))

3) 母斑　187

(血管腫（赤あざ）／青色母斑，褐色母斑，黒色母斑)

Ⅲ その他の病気 …………………………………………………189

1) 下痢症と便秘　189

2) 停留睾丸，陰嚢水腫，包茎　191

3) 腎炎，ネフローゼ　191

4) 臍ヘルニア，ソケイヘルニア　192

5) 腸重積症　192

6) 肘内障　193

7) 先天性股関節脱臼（先天股脱）　193

8) O脚，X脚　193

9) 扁桃肥大，アデノイド増殖，難聴　194

10) 睫毛内反（さかさまつ毛），鼻涙管閉塞　194

11) 弱視，斜視　195

12) 先天性心疾患　196

13) 川崎病（急性熱性皮膚粘膜リンパ節症候群：MCLS）　197

14) 心身症　197

【第2部　Q＆A】

Q1　〈母乳〉母乳のよい点を教えてください。また母乳分泌…　200

Q2　〈かぜと入浴〉熱もなく鼻や咳が少し出る程度でも…　203

Q3　〈自然治癒〉3か月の男の子で出べそが気になり…　204

Q4　〈夜泣き〉8か月の長女の夜泣きが激しく…　208

Q5　〈哺乳ビン消毒・夜中のおむつ替え〉哺乳ビンや乳首の消毒は…　212

Q6　〈断乳〉2歳2か月でまだ母乳を飲んでいます。…　214

Q7　〈食欲不振，小食・偏食〉1歳3か月で好き嫌いが多く，…　216

Q8　〈排尿便のしつけ〉2歳1か月で，まだおむつがとれません…　220

Q9　〈間食〉11か月の男の子。おやつを与える時に気をつけ…　222

Q10　〈口臭と微熱〉9か月の女の子に口臭があるようで…　224

Q11　〈アタッチメント〉母子相互作用とは何のことですか。　226

Q12　〈乳幼児突然死症候群〉…SIDSとは…うつぶせ寝について…　228

Q13　〈応急処置①誤飲〉子どもがものを口に入れ，飲み込んで…　230

Q14　〈応急処置②心肺蘇生法〉子どもの心肺蘇生法はどのように…　232

Q15　〈応急処置③気道異物の処置〉喉にものがつまり苦しんで…　236

Q16　〈安全教育〉事故を防ぐための子どもの安全教育の方法…　238

Q17　〈アトピー性皮膚炎〉アトピー性皮膚炎の対策について…　240

Q18 〈食物アレルギー〉どんなことに注意したらよいでしょう… 242
Q19 〈手足が冷たい〉赤ちゃんの手足が冷たいのは心配ない… 244
Q20 〈包茎〉男の子は入浴の時オチンチンをむいて… 245
Q21 〈心身症〉3歳の息子が，最近目をパチパチします。… 246

おすすめ文献　250
キーワード索引　252
第1巻・第3巻の主な内容　258
執筆者紹介　260

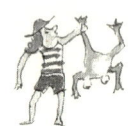

実践・子育て学講座②
子育ての保健学

■第1章■
出生から幼児期までの健康問題

I 子どもの特徴──発育

　子どもの特徴は何かと聞かれた時，小さいとか，かわいらしいとか，幼いとかいろいろと答えることができる。その中でも大きな特徴のひとつとして発育ということが挙げられる。

　発育ということばは，成長と発達成熟を意味する。

　成長（growth）といえば，小児科学では，身長とか体重，組織器官などの量的増加であり，その増加量を計測することができ，数量で表すことができるものである。

　これに対して発達（development）は，機能的なものの過程の増加，例えば知能発達，精神発達，運動発達，言語発達，社会性の発達などといわれるもので，数量で簡単には表し難いものである。

　成熟（maturation）ということばも発達の概念として使われるが，小児の未熟な段階から，成人段階までの形態的機能的な完成に至る過程を指す。

　成長，発達，成熟の概念を厳密な意味で使い分けることは決し

て簡単ではなく，これら全部をひとつにして発育（growth & development）ということばで表すが，人によっては全部を発達ということばで表したり，成長ということばで表したりする場合もある。

子どもは日に日に発育し，ことに幼いうちはめざましい発育を示す。しかも胎児期（fetus），新生児期（neonate, newborn infant），乳児期（infancy），幼児期（early childhood, toddler-age → pre-school）など，時期時期によって，発育の速度や内容は異なっている。したがって子育ての保健を考える場合，どの年齢にはどの程度の発育を示すのか，心得ておかねばならない。

II 身体発育，運動発達，体力増進

1) 身体発育

身体発育の目安として，身長，体重，頭囲，胸囲などの増加，歯や骨の数の変化などが挙げられる。それらの変化から発育の程度を知り，大きい子，小さい子，あるいは肥満，痩せなどが判定される。わが国では，乳幼児身体発育値が，昭和25年以降10年ごとに全国で調査され，その結果が厚生省値として発表されている。一番最近の平成12年値を図1-1に示すが，これは母子健康手帳に記載されているものである。乳幼児の身長体重などを計測した時には，この手帳に書き入れて子どもの健康発育に関心を持つようにしたい。

頭囲や肥満度，痩せの程度（図1-2）も母子健康手帳の記載からわかるようになっていて，これらから成長に伴う変化を見てほしい。

子どもの発育には個人差がかなり見られるが，身体発育値が正

第1章●出生から幼児期までの健康問題——5

■図1-1　乳幼児身体発育曲線（H12調査）

お子さんの体重や身長をこのグラフに記入しましょう。

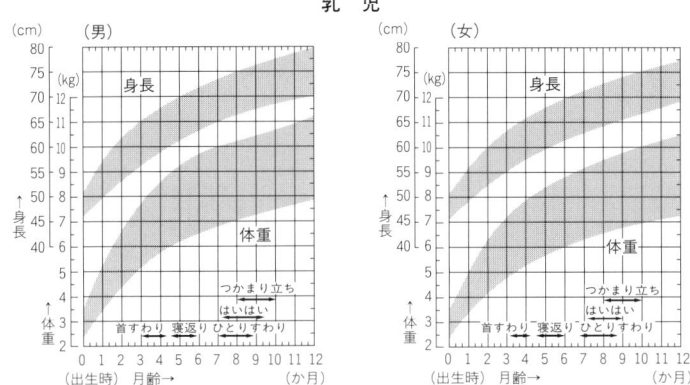

首すわり，寝返り，ひとりすわり，つかまり立ち，はいはいおよびひとり歩きの矢印は，約半数の子どもができるようになる月・年齢から，約9割の子どもができるようになる月・年齢までの期間を表したものです。
お子さんができるようになったときを矢印で記入しましょう。

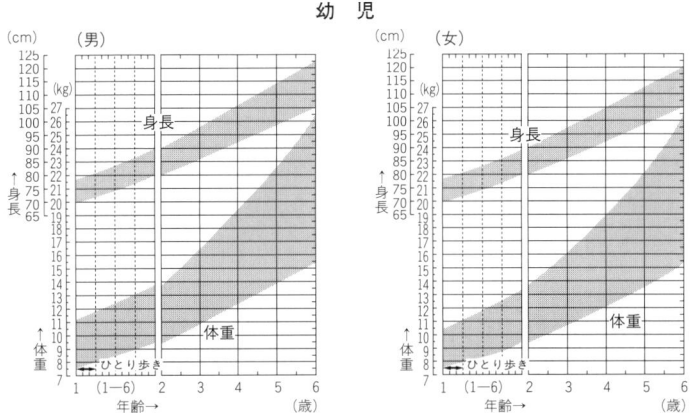

身長と体重のグラフ：線の中には，各月・年齢の94パーセントの子どもの値が入ります。
乳幼児の発育は個人差が大きいですが，このグラフを一応の目安としてください。なお，2歳未満の身長は寝かせて測り，2歳以上の身長は立たせて測ったものです。

■図1-2　幼児の身長体重曲線〈肥満度〉（母子健康手帳より）

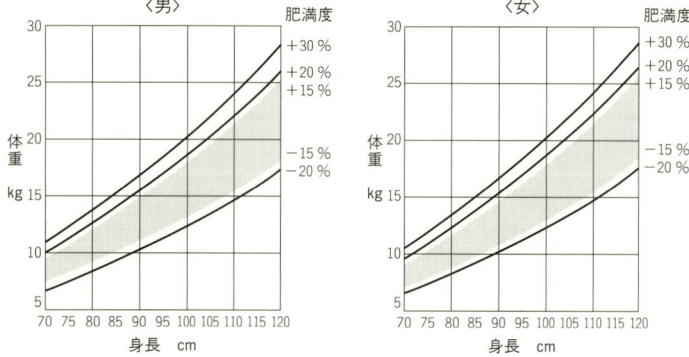

子どものからだつきは成長とともに変化し，個人差も大きいのですが，この曲線を肥満とやせの一応の目安としてください。「ふつう」に入らないからといってただちに異常というわけではありませんが，心配な場合は医師等に相談しましょう。身体計測を行ったときはこのグラフに記入し，成長に伴う変化をみるようにしましょう。

区　分	呼　称
①+30％以上	ふとりすぎ
②+20％以上　+30％未満	ややふとりすぎ
③+15％以上　+20％未満	ふとりぎみ
④−15％超　+15％未満	ふつう
⑤−20％超　−15％以下	やせ
⑥−20％以下	やせすぎ

常値からひどく離れている場合には注意を要する。例えば大きすぎる，小さすぎる，肥りすぎ，痩せすぎなどが問題になるが，どの程度からを異常とするのか，その見極めは困難なことが多い。大きいといっても体重と身長とのバランスがとれて肥満でなければ異常とはいいきれないし，小柄でも極端でなければ，それほど問題にはならない。一応，母子健康手帳の乳幼児身体発育曲線は，身長にしろ，体重にしろ，幅広い帯状の陰影で示されているが，その帯の一番上の線は97パーセンタイル値（同年齢・同じ性の子を背や体重の低い方から高い方へと100人並べて，一番下から97番目の値を示し，この値より上は一応要注意とする。また一番下の線は3パーセンタイル値（下から3番目）を示し，こ

れ以下も一応要注意とする。

　背は高くても体重は軽いとか，逆に背は低くて体重は重いなどという場合には，母子健康手帳にある，幼児の身長体重曲線（図1-2）から肥満度，あるいは痩せの程度を知る。この曲線で，＋30％以上は肥りすぎであり，－20％以下は痩せすぎである。

　また発育指数としてカウプ指数（Kaup Index）があり，乳幼児の体型や栄養状態などの評価に用いられる。カウプ指数（成人ではBMI〔Body Mass Index〕として用いられる）は次の式で算出する。

$$カウプ指数 = \frac{体重（gr）}{身長^2（cm）} \times 10$$

　カウプ指数から栄養状態が普通～肥りぎみ～肥りすぎとされるのは，3か月以上の乳児で16～18～20，（普通16～18，肥りぎみ18～20，肥りすぎ20以上），満1歳15.5～17.5～19，満1歳6か月15～17～19，満2歳15～16.5～18.5，満3～5歳14.5～16.5～18が大体の目安である。

2) 歯，骨，感覚器などの発育

　歯の生えはじめる時期や，生える順序にはかなり個人差があるが，一般的には6～10か月頃に下の内切歯2本が生えはじめる。次いで上の内切歯2本，さらに上の外切歯2本，そして下の外切歯2本も生えて，1歳頃には上下それぞれ4本ずつの歯が生えることが多い。上の内切歯から生えはじめたり，あるいは外切歯が先に生えたり，1歳で下2本，上2本しか生えていなくても，病的とはいえない。1歳半から2歳頃に第1乳臼歯や犬歯も生えて上8本，下8本となり，2歳半から3歳頃には第2乳臼歯も生えて上下10本ずつ（合計20本）になることが多い。

　乳歯は6歳過ぎると永久歯に生え替わり，永久歯は合計32本

となる。第3臼歯（親知らず）は16歳以後に生えるが、生えないこともある。

骨の発育は体全体の発育を知るひとつの目安となる。成長ホルモン不足による低身長や、知能発達障害を伴う発育障害の時など、レントゲン検査による手根骨の骨核数を調べ、その数が年齢と一致するか否かにより、異常を知る。手根骨の骨核数は全部揃うと10個になるが、2歳で2個、3歳で3個、4歳で4個というふうに、発育が正常であれば、暦年齢と骨年齢は乳幼児では大体一致する。骨年齢が少ない場合には異常が考えられる。

感覚系（視覚、聴覚、味覚、嗅覚、触覚など）の発達は、新生児期の割に早くから見られるが、神経系の発達とともにさらにその発達は進む。例えば視力について、生まれてすぐの新生児では0.03、6か月0.2、1歳0.3、2歳0.5、3歳1.0、6歳1.2となり、6歳頃になると遠近感や立体感もあらかた完成するという。

味覚については、生後すぐから、甘い、辛い、酸っぱい、苦いの区別もつき、甘いものは喜んで飲むし、苦いものは避けようとする。

嗅覚についても、成人がいい匂いと感じるものには、生まれたてでもいい顔をし、いやと感じる匂いには顔をそむけようとする。

3）身体発育の経過

一生のうちで最も発育の速度の速い時期は胎児期であり、次いで乳児期である。幼児期、学齢期はやや速度が鈍るが、思春期になるとまた速くなる。しかし体の各部や器官は、同じ時期に同じように発育するのではない。

スカモン（Scammon）のカーブを図1-3に示すが、身長、体重、骨格、筋肉、肝臓、消化器など一般型の発育は、乳児期に急

■図1-3　スカモンの臓器別発育曲線

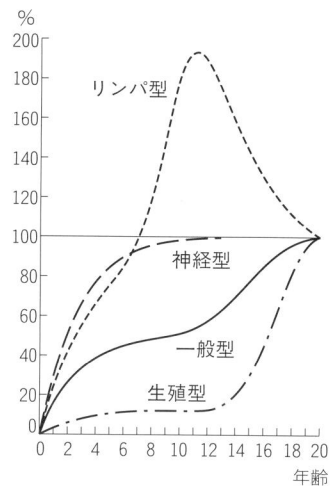

激で，幼児期はややゆるやかになり，再び思春期に急激になる。脳，脊髄，神経系，感覚器など神経型は幼児期に急速に発育する。

　リンパ節，扁桃，アデノイドなど，リンパ型に属するものは，3〜4歳頃から急速に発育し，8〜12歳頃頂点に達し，その後退縮を示す。就学前後に扁桃肥大を指摘されることが多いが，生理的なものが多い。生殖器は思春期以後急激に発育する。

　性差として出生時から乳幼児にかけては男子の方が女子よりやや大きいが，10〜12歳頃には女子の方が大きくなる。しかし14〜15歳頃になると男子の発育が盛んになって再び女子よりも大きくなる。

4) 発育に影響を及ぼす因子

　大きく分けて遺伝的な因子と環境的な因子に分けることができよう。

　遺伝的な因子として，親が大きいと子も大きかったり，小さな子だと親も小さいことが多い。親との類似は遺伝的因子として見られるが，必ずしもその通りではない。ことに時代が変わり，栄養や生活様式，環境が変わると，その影響がより強くあらわれて，はじめは小さくても，後に大きくなる場合も多い。

　また環境的な因子として次のようなことが挙げられる。妊娠中に胎児が，感染や薬剤，放射線などの影響を受けたり，妊婦のストレスが多かったり，中毒症にかかったりすると，胎児も発達不良，発達障害をきたすことがある。妊婦の栄養摂取不足や，過労，多胎，あるいは喫煙，飲酒などによっても，低出生体重児（未熟児）が生まれ，発育に影響を及ぼすこともある。

　その他出生後の栄養や運動，病気罹患，家庭の経済状況，衛生状態や家庭生活の状態，精神的な影響や季節なども発育に影響を及ぼす因子となる。

5) 運動発達

(1) 運動機能の発達

　新生児早期の運動は無目的に見えるが，乳児期になると，「寝返り」から「おすわり」「はいはい」「つかまり立ち」「伝い歩き」へと，めざましい発達を示す。

　幼児期になり「ひとり歩き」が自由にできるようになると，「歩行」から「走る」「跳ぶ」「投げる」さらに「片足立ち」「スキップ」「スプーンやフォークを使う」「おはしが使える」など粗大運動から微細な運動まで，たくみにこなすようになってくる。

　小さい時期には，運動機能と精神機能とある程度並行して発達

していく。精神発達が遅い時には運動発達が遅いことが多い。

(2) 運動発達の一般的原則
① 発達は一定の順序で進む
　運動機能の発達には基本的な方向がある。ひとつは頭尾方向，他の一つは中心部から末梢方向へ（近遠方向），さらに大まかな運動から細かい運動へと発達が向かうものである。
　頭尾方向というのは頭の方から順に下の方，足の方へと発達していくもので，「首すわり」からはじまり，腰がしっかりして「おすわり」ができ，さらに足もしっかりして，「つかまり立ち」「伝い歩き」から「ひとり歩き」へと進む方向である。
　運動発達は中心部から末梢部へ，大まかな運動から細かい運動へ進んでいく。例としては，ボールを取ろうとする時，はじめは体全体，両腕で抱えるようにして取ろうとする。少し進んでくると片手だけで，それもはじめは，親指と他の4本の指とではさんで取ろうとする（鋏持ち）。さらに発達すると，親指と人差指でつまんで取ることもできる（ピンセット持ち）。

② 発達は連続的，段階的である
　子どもの運動発達は連続的ではあるが，いつも同じ速度で一直線に伸びていくものではない。神経系の成熟と密接な関係を持ちながら，段階的に一段一段発達していく。「ひとり立ち」も最初は瞬間的にできるが，平衡感覚や筋肉の発達がある程度進むと，「ひとり立ち」する時間も伸び，さらに次の段階の「ひとり歩き」へと段階的に発達していく。

③ 発達は合目的に秩序正しく行われ個人差が大きい
　新生児期に無目的と見られた運動も，手を動かすことから，物

を握ったりつかまえたり，さらには手に取った物を口に運んだり，合目的に一定の順序で定型的に進んでいく。ただし個人差が大きい。

(3) 新生児期の運動

　新生児期（生後1か月まで）の運動は大脳機能が未熟なため，大部分は反射的なものである。すなわち末梢からの刺激が大脳まで到達しないで，脊髄の段階で反射的に行われ，行動が起こされるものが多い。乳を飲むのも反射運動で，生命を守るための合目的なものである。

　新生児に見られる主な反射を挙げてみる。

　哺乳反射（rooting reflex）：乳を探す探索反射，乳首をくわえる捕捉反射，乳を吸い飲み込む吸啜（きゅうせつ）反射，嚥下反射などがある。胎児の画像診断ですでに妊娠32週頃から吸啜反射が見られ，自分の指が唇にふれると吸啜反射として指しゃぶりが認められる。

　把握反射（grasp reflex）：新生児の手のひらに鉛筆などを当てると強く握りしめ，そのまま鉛筆を持ち上げると，ちょうど鉄棒にぶら下がった時のように，体ごとぶら下げることができる。足の裏も同様で，指のつけ根に棒を当てると，足指を曲げ棒を握るような格好をする。親猿が移動する時，子猿が反射的に，手足で親猿の毛を把握するのと似ている。

　自動歩行反射（stepping and placing reflexes）：新生児の腋の下を支え，床の上に前傾姿勢で立たせようとすると，床についた方の足を強く踏み上げる。次いで反対の足と交互に踏み上げ，ちょうど歩行するような運動を示す。生後2〜3か月になると見られなくなる。

　バビンスキー反射（Babinski reflex）：新生児の足の裏を，踵から外側（小指側）に沿って強くこすると，親指が背屈し，他の4

本の指がしばしば扇のように開く（開扇現象）。このような反射が出なかったり，左右の足で非対称的な時は，中枢神経系の異常が考えられる。乳幼児期になるとこの反射運動は見られなくなるが，頭蓋内出血のような中枢神経系の異常や病気の時には再び見られるようになり診断に役立つ。

　モロー反射（Moro reflex）：抱きつき反射あるいはびっくり反射（startle reflex）ともいわれるが，新生児にとっては重要な反射運動である。仰向けに寝ている新生児の両手を取ってわずかに引き起こすようにし，急に手を離すと，両腕両手を広げ，万歳のような格好をし，次いで両手で抱きつくような格好をする。新生児にはこれは正常の反射として認められるが，脳障害があったりするとこの反射は出ない。あるいは脳の右半球だけに出血など異常があると，右手は挙げても左手はだらりとしている。また大脳がだんだん成熟して3〜4か月になり抑制が働いてくると，このモロー反射は出なくなる。乳児期後半になってもまだ出るような場合は異常である。

(4) 乳幼児期の運動

　乳児期（生後1か月〜1年）に入り，それまで反射的行動がほとんどであった行動が，神経系の発達，精神諸機能の発達が進むにつれて，合目的な運動へと移っていく。

　乳児期の運動として「首のすわり」「おすわり」「はいはい」「つかまり立ち」「ひとり歩き」の順序で進んでいくことが多い。もちろんこれらの運動機能の発達にはかなり個人差も見られる。冬にたくさん衣類を着れば運動は遅れるし，体重が重く筋肉の発達の弱い子どもも，概して運動の鈍いことが多い。また出生時の在胎期間も運動の早い遅いに関係する。例えば予定日より5週早く生まれた子が，暦年齢で4か月の時，4か月より5週引いた修

■図1-4　乳幼児の運動の通過率曲線（1990年乳児身体発育調査より）

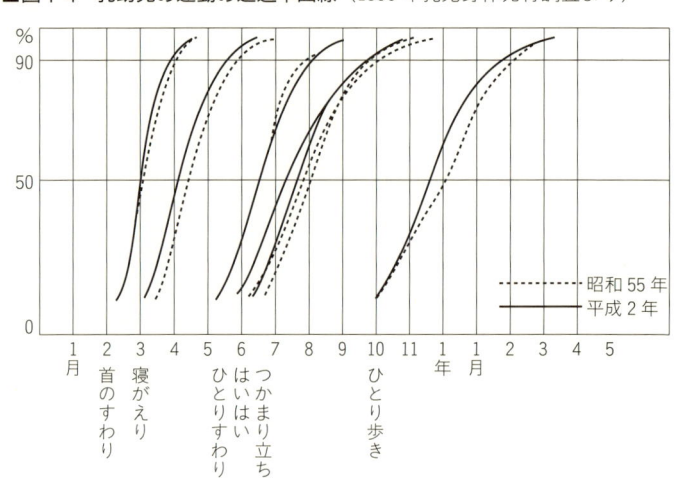

正年齢で，運動の発達ぶりを見ないと，常に遅れていて異常といわれかねない。

　図1-4に乳児の運動の通過曲線を示すが，例えば寝返りは4〜5か月では50％以上が，5〜6か月では約85％の乳児が可能である。15％ぐらいの子は3か月でできているが，3〜4％の子どもは7か月でもまだできない。以前欧米では乳児をうつ伏せに寝かせる習慣になっていたが，うつ伏せだと仰向けに寝かせるよりも，寝返りのできる時期は早く，2〜3か月で約25％の子どもができた。しかし現在，全世界的に，うつ伏せ寝は乳児突然死の誘因になりかねないということで，自分で寝返りが自由にできる頃までは，うつ伏せに寝かせることは禁止されている。

　「はいはい」には，「ずりばい」「高ばい」（手と膝ではう）「四つばい」（犬や熊のように膝を伸ばし手と足で進む）「シャフリン

グ」などいろいろの形がある。シャフリング（shuffling）というのは「おすわり」の姿勢のまま，片方の脚を膝で曲げ，他方は伸ばしたまま，曲げたり伸ばしたりを巧みに操作しながら，お尻にはずみをつけて浮かし，かなり速い勢いで前進することである。シャフリングをする子どもは，ひとり歩き開始が1歳3か月頃と，ちょっと遅くなることが多い。

　ひとり歩きは図1-4を見ると1歳で50〜60％，1歳3か月で95％の通過率である。人間の人間である所以は，2本足で歩き，ことばを話し，火を使うことともいわれるが，1歳前後で人間としての基本がそろそろできてくることになる。

　手や指の運動は，最初の2か月頃までは把握反射も強く握ったままのことが多い。2〜3か月になると手を上へ上へと挙げ，鼻や目や耳に指を入れたり，最後には口に入れて指しゃぶりの形を取ることが多い。またその頃自分の手を目の前にかざして，見るようにもなる（hand regard）。

　10か月を過ぎる頃になると，親指と他の指とでかなり小さい物をつかむようになる（鋏み持ち）。

　さらに進むと親指と人差し指の指先だけで細い物をつまむことができるようになる（ピンセット持ち）。手や指の運動や感覚の発達は，心や身体の発達にも大切である。左利きは脳の運動の中枢部位の位置によるものであり，無理に直す必要はない。時々右手を使う練習をさせる程度でよい。2歳頃までは両手利きが多く，左利きは2歳で20％くらい，5歳では5〜10％くらい見られる。

　ひとり歩きが始まり，転んだりぶつかったり，いろいろ経験を積んで歩行がうまくなると，1歳3か月〜1歳半頃には階段をはって登ったり，2歳頃には上手に走ったりする。

　図1-5はデンバーの乳幼児期の運動機能，精神発達スクリーニ

■図1-5 運動機能と精神機能の発達（上田，1978）

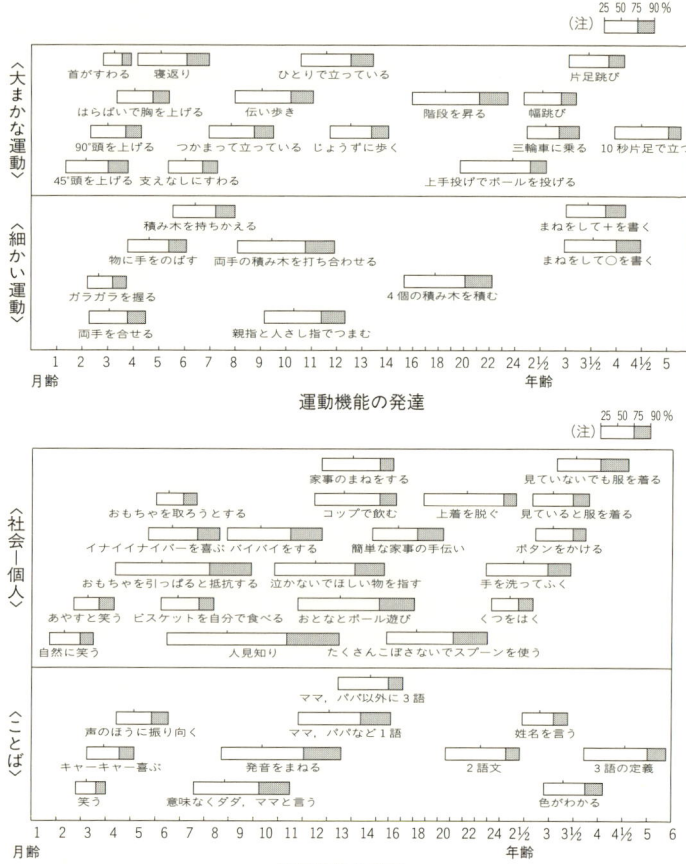

ングテスト を,上田が日本版として改良したものの中から数項目を示したものである。長方形の枠の左縁は,その項目に関して25％の子どもができるようになる月齢を表し,75％から90％の子どもができるようになる範囲を灰色で塗りつぶしている。枠の上に点のような線で示しているのは50％の子どもが可能になる月齢である。

運動機能の発達と精神発達とは関連深いものであり,両者は日常生活の中でお互いに刺激を受けながら発達し変化してゆく。もちろん発育には個人差が大きいので,同年齢でもある程度幅を持たせて考えていかなければならない。

このようにして3歳児ともなると,走ったり跳んだり,運動量が多くなり三輪車もこげるようになる。両足を交互に出して階段を昇り降りするし,すべり台で遊んだり,友達遊びを楽しむようにもなる。ことばも増え話が通じると,かんしゃくも少し減ってくる。4歳になると,ブランコ遊びや,でんぐり返し,スキップ,片足立ちなどもでき,鋏で形を切り抜いたりもする。音楽に合わせて歌を歌ったり,友達と一緒に遊戯に興じたりもする。5歳にもなると,ブランコの立ちこぎや遊びのルールを理解したり,紐で結ぶことも覚え,折り紙を折ったり,箸が使えるようになったりする。

幼児の生活の主要なものは遊びであり,戸外で身体を動かす遊びは大切である。身体を動かすことによって,すばやい身のこなし,運動に対する興味の基礎がつくられる。行動範囲が広がることも,知的発達,情緒発達などによい影響を及ぼす。

また幼児期は基本的生活習慣をつける大切な時期であるが,適度な運動は食欲を増進させたり,運動による適度な疲労が,良好な睡眠を取らせたりする。便秘も運動によって好転し,排泄の習慣がうまくできるようになり,手先指先の働きが器用になって,

服の着脱，ボタンをはめたり，はずしたりもできるようになる。

6）体力増進

WHOでは体力（physical fitness）の定義として次のように述べている。「体力とは環境の刺激に対する至適な反応という特徴を持ち，精神的，身体的および社会福祉に重要な役割を果たすものであり，老化とともに減退するものである。」

環境の刺激に対する力といえば，免疫力，防衛力となる。またWHOでは健康の定義として，「身体的にも精神的にも，社会的にもspiritualにも健全であること」とするが，人の健康に十分な力を果たすものは作業能力，行動力であろう。

したがって体力は，この防衛力と行動力が一緒になったものと考えられ，乳幼児では当然未熟ということになる。

文部科学省の体力測定では「敏捷性」「瞬発力」「持久性」「柔軟性」などが挙げられ，横跳び，垂直跳び，背筋力，握力，立位体前屈などの運動により，数字でその力が表されたりする。しかし乳幼児では日常の生活の中で，運動機能が徐々に発達するにつれ，一般的な体力とはいえないまでも，運動能力も伸び，行動力がついてくる。

防衛力という点について，乳幼児は感染症を経験したり，予防接種などによって免疫力をつけ，病気から身を守ることを覚える。また育児の際，外気浴や外遊び，薄着の習慣，早寝早起きなどによって自律神経系の働きを養ったり，栄養に注意し，積極的な育児を行って自然に抵抗力をつけていくことは，とりもなおさず防衛力を高め，体力をつけていくことになる。

III 胎児期，周生期の健康

1）胎芽，胎児，周生期

(1) 胎芽

胎芽（embryo）とは卵子と精子が結合し，受精卵が分化し，重要臓器のもとになる部分ができるまでをいう。排卵後7週（最終月経後約9週間）頃，重要な臓器のもとが大体完成するので，その頃（妊娠3か月頃）までを胎芽とよんでいる。

(2) 胎児

胎児（fetus）は胎芽に続く妊娠8～11週（3か月）頃から出産までをいう。妊娠3～4か月にもなれば，すでに人間の外観を呈しており，男女の性別もわかるようになる。7～8か月（24～31週）にもなれば体重は1000～1500gくらいになり，この頃生まれても，呼吸器をはじめ，諸臓器の機能は未熟ではあるが，保育器などを使い，育てることができる。妊娠満39週の前後2週間の範囲で出産するのが正常である。通常妊娠10か月（40週）というのは，1か月を28日として計算しているのである。胎児期は人の一生の中で最も発育の盛んな時期である。

(3) 周生期

周生（周産）期（perinatal period）とは，子宮内の生活から子宮外の独立した生活へ移行する時期をいう。産科では普通妊娠22週以後，生後7日未満を周産期とよんでいる。小児科では死産を扱わないため周生期といっている。周生期死亡とは妊娠29週以後の死産と，出生後7日未満（早期新生児期）の死亡を指す。

周生期にはさまざまな適応障害や病気にかかりやすく、ことに高危険妊娠 (high risk pregnancy) やあるいは子どもの側に障害の可能性が高い場合 (high risk infant) は、分娩を介して問題を起こしやすい。

2) 先天異常, 遺伝障害, 胎芽胎児障害
(1) 先天異常

先天異常(congenital anomaly)は生まれる前に起こった障害であり、発生頻度は国連報告によると4〜5％程度といわれる。先天異常に属する疾患は多様であるが、大きく分けて遺伝障害と胎児障害に分けられる。そのいずれにせよ胎児の組織形成の障害を伴うものを、まとめて「奇形」(malformation, deformity) という。

(2) 遺伝障害

遺伝障害はさらに遺伝子に異常があって起こる場合の遺伝子病 (genopathy) と、染色体異常による配偶子病 (gametopathy) に分けられる。

遺伝子病：骨形成不全, 軟骨形成不全や副腎性器症候群, さらにフェニールケトン尿症をはじめ種々の先天性代謝異常症も、もともと遺伝子に異常があって起こってくるものである。その他血友病や色盲, 色弱, ビタミンD抵抗性クル病なども遺伝子病に属するものである。遺伝子病を起こす遺伝形質は 1,000 以上あるという。

先天異常は4％くらいで、そのうち遺伝子病は 1.1％, 染色体異常 0.4％, 残り 2.5％は胎芽胎児障害といわれている。

配偶子病：染色体異常によって起こるものを配偶子病というが、その中で最も多いものはダウン症 (Down) である。ダウン症は 22 対ある常染色体のうち, 一番小さい方から2番目の 21 番

目が1個多く，それは21番目のトリソミー（trisomy）とよばれている。精神発達や運動発達の遅れと体つきに異常が見られる。生まれてすぐからわかることもあるが，特有な顔つき，丸い顔にやや吊り上がった目，低い鼻，厚い唇，耳たぶの変形，歯列不整，短い指，手相にはシミアンライン（simian line，猿線〈monkey line〉ともいう）が見られることなどが特徴で，ダウン症の子は皆同じような顔をしている。心疾患を合併することもあり，筋緊張も弱く病気にかかりやすい。発育はあまりよくないが，性質は一般的に温順でやさしい。

ターナー症候群は性染色体の異常によるものである。普通男性の性染色体はXYで，女性はXXで表されるが，ターナーの場合は女性であるのに，Xが1つしかなく，XO（XゼロまたはXオーとよぶ）で表される。特徴，症状として低身長，翼状頸（頸の皮膚を左右両方から引っ張ると頸が翼状になる），二次性徴発達不全などが挙げられる。知能発達，運動発達などは普通のことが多い。

その他染色体異常にはクラインフェルター症候群（性染色体をXXYで表す），超女性（性染色体をXXXで表す），猫泣き症，口蓋裂，尿道下裂等々，種々のものがある。

(3) 胎芽胎児障害

遺伝子病，配偶子病の遺伝障害がなくても，胎芽期あるいは胎児期に何らかの外因が働くと，組織形成の障害が起こる。

これをそれぞれ胎芽病（embryopathy），胎児病（foetopathy）という。胎芽病にしろ胎児病にしろ，その原因は多種多様であり，同じ原因で起こる場合には，胎芽期の方が胎児期よりも反応が過激に現れやすい。例えば薬の催奇性について，「妊娠中に薬を飲むと胎児に異常を起こす」ということが，1965年頃のサリ

■表1-1 胎芽胎児障害の原因と病変

A. 物理的作用
   a) 放射線：小頭症，水頭症，小眼球，知能障害，小児がん，甲状腺機能低下症
   b) 機械的原因：羊膜破裂〔薬，ウイルスなどが原因〕による四肢切断，絞扼，異常胎位〔斜頸，湾曲足，先天性股関節脱臼など〕

B. 化学物質
   a) 薬剤：骨，内臓などの多発奇形，四肢奇形，水頭症，難聴，知能障害，脊髄破裂，脊髄ヘルニア，甲状腺腫，脳出血，視神経萎縮，男性化など
   b) 有害物質：有機水銀による胎児性水俣病，脳性麻痺様神経障害，鉛による神経障害，環境ホルモン，ダイオキシン，PCB食品添加物などによる死産，女性化，男性化，低体重，色素沈着，小児がんなど，その他一酸化炭素による脳障害，四肢奇形，アルコール中毒による胎児性アルコール症候群など

C. 感染（流早産，奇形などを起こす）
   a) TORCH症候群（Toxoplasma〔トキソプラズマ感染症〕，Others，Rubella〔ルベラ＝風疹〕，Cytomegalo〔サイトメガロ感染症〕，Herpes Simplex Virus〔単純ヘルペス感染症〕），これらの頭文字を取ってTORCH症候群といい，子宮内先天感染症を指す。Othersの中にはB型肝炎ウイルスやおたふくかぜウイルス，RSウイルス，エンテロウイルス，クラミジア，梅毒トリポネーマなどが含まれる。
   b) 水痘，エイズ，インフルエンザなど（インフルエンザウイルスの胎内感染は疑問とされるが，先天性心疾患の原因になるのではないかともいわれている）。

D. 血液型不適合

E. 妊婦の病気
   a) 糖尿病
   b) 甲状腺疾患
   c) フェニールケトン尿症など代謝異常疾患
   d) その他鉄欠乏，ヨード欠乏など

ドマイド事件以来(妊婦が睡眠薬サリドマイドを服用して,胎児にアザラシ症〔四肢奇形でアザラシのように短い手足〕を生じた)常識となった。しかし妊婦が薬を飲むとすべて危険かというと,そうとは限らない。薬の種類や量によるし,また服用すると危険な時期があるということである。最終月経の初日から数えて35～50日の間を絶対過敏期,最終月経後51～84日(妊娠3か月)を相対過敏期,85～112日を比較的過敏期といい,それ以外は潜在過敏期といわれ危険度はぐっと少なくなる。何度もいうが「危険な時期」に「危険な薬」を飲むと胎芽胎児障害を起こしやすいのである。

薬以外にも胎芽胎児障害の原因になるものも多数ある。主な原因と引き起こされる障害を表1-1に示す。

3) 低出生体重児(未熟児)

1995年WHOの勧告以来,出生体重2500g未満の児を低出生体重児(low birthweight infant)とよんでいる。その中で早期産の低出生体重児を未熟児(premature infant)というが,一般には低出生体重児を総称して未熟児といっている。

早期産というのは在胎37週未満をいう。(正期産は在胎37週以上42週未満をいい,在胎42週以上は過期産という。また出生体重2500g以上,4000g未満を正出生体重児,4000g以上を巨大児という。)

出生体重1500g未満のものを極小低出生体重児,1000g未満を超低出生体重児という。

低出生体重児の出生頻度は約7～10％前後といわれる。低出生体重児でも,在胎週数が37週以上あり,元気で未熟徴候のないものは普通に育てられることが多いが,注意して保育する。

低出生体重児の生まれる原因として,不明の部分も多いが妊婦

の疲労,栄養不良,多量の喫煙飲酒,妊娠中毒症,羊水過多,胎盤早期剝離,性器出血,早期破水,多胎妊娠,その他遺伝障害や胎芽胎児障害などが挙げられる。

未熟児は体が小さく痩せている。頭は大きく,皮膚は薄くて皺も多く胎脂は少ない。泣き声も弱く不活発,呼吸も浅く不規則で呼吸障害を起こしやすい。乳の吸引力も弱く,低血糖症,低カルシウム血症などにかかりやすい。体温調節も未熟で体温が低くなりやすいので,緊急の処置として NICU(Neonatal Intensive Care Unit)へ搬送したり,保育器への収容,保温,酸素供給,点滴処置,栄養補給など特別な処置が行われる。

現在わが国の未熟児医療は非常に進んでいるので,その予後はよく,死亡も少なく,したがって乳児死亡率の少ないことも,世界のトップクラスである(第1巻 Q&A14 参照)。

IV 新生児期,乳児期の健康

1) 新生児の特徴
(1) 新生児

新生児は生後28日(4週)未満の子を指し,特にはじめの7日間はいろいろ問題を起こしやすいので,早期新生児期という。7日以後28日まではこれに対し晩期新生児期ともいうが,子宮内生活から子宮外で自分の力で生活する一大転換期である。適応障害や,中枢神経障害,感染など危険な問題を起こしやすいのは早期新生児期である。また生後28日までとは限らず,一般には約1か月を新生児期とよび,それ以後1歳までを乳児期とよんでいる。なお生まれた日は日齢0とする。

(2) 体重

 正期産児の出生体重は平均3kg前後が多い。出生当初は哺乳量も少なく、エネルギー消費や便や尿などの排泄で、生理的体重減少が見られる。母乳栄養児では10日目頃に出生体重に戻る。その後順調に発育する場合、1か月頃までは1日当たり30～40g体重は増加する。

(3) 身長

 身長はおよそ50cmくらいで、頭が体の割に大きく4頭身（成人は7～8頭身）、臍がおおよそ体の中央部に位置している。

(4) 手足の運動

 手足は短く、無目的に動かす。ちょっとした外部からの刺激でいろいろな反射運動が見られる。モロー反射、把握反射、バビンスキー反射、自動歩行反射などが見られ（p. 12～13参照）、それらが認められなかったり、現れ方の如何によって、中枢神経などの異常が察知されることがある。

(5) 呼吸

 呼吸は第一呼吸（うぶ声）にはじまるが、生後しばらくは一時呼吸が止まったり、急に速くなったり不安定なことがある。子どもによっては、3か月頃まで、ことに睡眠中は呼吸が不規則になる。

 呼吸と循環は、出生によって胎児の時と大きく様変わりする。最初の呼吸が遅れ、出生時、呼吸や循環状態が不全の時「仮死」といわれる。仮死の程度はアプガール・スコア（apgar's score）により表示される。これは生まれた瞬間の新生児の皮膚の色、心拍数、カテーテルによる鼻腔刺激に対する反応、筋緊張の程度、

呼吸状態の5項目について調べ採点される。

(6) 皮膚

赤ちゃんといわれるように、新生児の皮膚はやや赤っぽく、やわらかくふっくらとしている。その皮膚に出生後2〜3日から黄疸が現れてくる。数日間は増強するが、2週目頃には多くの場合、軽減あるいは消滅する。ただし母乳栄養の場合、1か月過ぎまで黄疸の見られることがある（母乳栄養による黄疸）。以上の生理的黄疸のほかに、新生児の黄疸の中には病的な黄疸も見られる。血液型不適合（ABO式やRh式の不適合）の場合は溶血が起こり（溶血性疾患による黄疸）、生後24時間以内に急速に黄疸が強くなる。光線療法、交換輸血で治療することが多い。また溶血性疾患以外の原因で、生理的黄疸の域を超えて黄疸の強くなる特発性高ビリルビン血症などもある。未熟児などに現れやすく、光線療法で治る。

以前交換輸血や光線療法の行われなかった時代には、重症黄疸から脳性麻痺となったものが多かった。

(7) 体温

新生児の体温は外界の温度に左右されやすい。温熱中枢の働きが未熟であることや、体表面積が大きいことなどから、気温の高い低いや、衣類の着せ方の厚い薄いなどによっても体温が動揺する。一般に新生児に対する環境としては、温度20〜23℃くらい、湿度50％くらいが適当といわれる。

2) 新生児の育て方
(1) 新生児の扱い方

新生児の授乳回数は母乳栄養児だと、自律調節授乳（selfdemand feeding〔子どもが欲しがる時に授乳する〕）ということで1日8〜10数回に及ぶことが多い。授乳の前後に排泄の行われることが多いので，そのたびにおむつを替える。授乳後3時間程度寝たかと思うと，次の時は2時間で泣いたり，30分で泣いたりする。授乳間隔やペースも規則的とはいかず，2か月頃までは決まらないことも多い。なかには昼夜逆転，昼間よく寝て，夜しばしば泣く子もいる。第1子の場合，母親は今までとまるで勝手が違うのでとまどうことも多い。夜も2〜3時間おきに授乳をしなければならず，おむつ替えや入浴，洗濯，さらに家事掃除などもあり，1か月頃までは大変である。父親や祖父母，その他誰か援助する人がいれば大助かりである。

　いずれにしても新生児期は，授乳やおむつ替え，時間かまわずに泣く時の対応と，何かと一日追いまくられる。新生児を健康に育てるためには，安静，保温，栄養，感染予防に努めることが必要であるが，両親の心や体の健康が第一に大切である。また新生児や乳児はまるまる，ふっくらとしているので，まーるく，まーるく扱うことが大切である。

(2) 新生児期の気になること

　新生児は1日1日とめざましい発育を示し，1か月近くにもなると，体重もかなり増え，時々親の目をじっと凝視したり，眠っていて，にやっと笑ったり，口をすぼめたり，片目だけ開けてみたり，額に皺を寄せてみたり，表情をいろいろ変えたりする。親の方にも1か月にもなれば少し余裕が出てきて，あわてずに経過を観察することができるようになるが，それまでは次から次へと心配の種はつきない。

① 母乳不足

　母乳が足りているのか足りていないのか。授乳後30分ほどして泣くので母乳を含ませると結構吸うし，授乳間隔がとても3時間は持たなくて，1〜2時間すると泣くし，お乳が張った感じがしないので，これは母乳不足と一人で決めてしまう親が多い。母乳不足と勝手に判断して人工栄養を与えると，母乳はますます張らなくなり出なくなる。母乳は自律調節授乳というが，赤ちゃんが欲しがる時に与える。ことに最初の2週間くらいは，3時間ごとの規則授乳にとらわれず，多少時間はずれても新生児の様子を見ながら母乳を含ませていると，母乳栄養をうまく成功させることができる。人工栄養だと3時間ごとの授乳，したがって1日8回くらいとなるが，母乳だとはじめのうちは1時間から2時間半くらいの間隔で1日十数回，でも生後3〜4週間もたつと，だんだん授乳間隔も3時間くらい空いて回数も少なくなってくる。

　母親の乳腺の発育不良で，はじめから母乳だけでは無理かと思われる例は，5〜10％くらいである。とにかく生後2週間くらいは時間にとらわれず母乳を吸わせ，容易に人工栄養を与えないことが母乳栄養を長続きさせる上で大切である。

　母乳の意義については次項（p. 33およびQ&A1）で述べるが，不足かどうか確かめるのは1か月健診の時でも遅くはない。1か月健診で栄養状態や体重増加の具合を見て混合栄養，人工栄養のことも考える。

② 便

　赤ちゃんの便はいろいろ変化する。便の固さが変わったり，色が変わったり，粘液が混じったり，粒々が入ったり，回数が多くなったり少なくなったりする。初めての母親にとっては，今まで黄色だった便が急に緑便になるとあわてることが多いが，よくお

乳を飲み，児の機嫌もよければ（機嫌が悪い時はむずかって乳も飲まない）心配はいらない。また母乳栄養児の便はかなり水っぽく，回数も多く，飲むたびごとに排便の見られる場合も多い。1日5回以上排便があると，肛門のまわりがただれやすくなる。それを予防するには，あまりきつく便を拭き取らない。柔らかく拭き取る。もちろん清潔にすることは大切なので，汚れが残っている時には，きつく拭き取るよりも洗うことが大切である。簡単な軟膏，亜鉛華軟膏程度のものを使っておくのもよい。人工栄養では便が固くなったり回数が少なくなることが多い。また1〜2か月頃になると，消化吸収力が発達するためか，母乳は消化され，児の体に吸収されて排出されるものが少なくなり，便の回数も減ってくる。時には2日に1回，3日に1回と，やや便秘気味になることもあるが，3日に1度くらいまでは様子を見てもよい。

　おならが多いのは胃腸が悪いためかと聞かれることもあるが，2か月頃まで結構おならは多い。げっぷがうまく出ない時など，飲み込んだ空気がおなかをめぐり，おならとして出る。この時期のおならの成分は大部分は空気である。また，おなかの中をガスが動く時はガス・ペイン（gas-pain）といって，痛そうに泣いたりいきんだりすることもある。げっぷは10分経っても出なければそのままにしてもよい。

③　皮膚

　黄疸も2週間くらいすると消えていく。もし1か月頃まで残り，便が白っぽくなるような時には，胆管閉塞症のことなどもあるので小児科医にみてもらう。

　汗腺や皮脂腺も1か月前後になると急激に発達するので，顔や頭に赤いぶつぶつができやすい。汗疹様湿疹やニキビ様湿疹であり，石鹸を使って洗ったり，清潔にしておくと2か月頃には治っ

ていく。程度のひどい時には治療を受ける。首のまわりや，腋の下，股の回りなど皮膚と皮膚がこすれるところには間擦疹(かんさつしん)ができ，ただれることがある。おむつかぶれと同じように扱う。

　赤あざ（血管腫）や青あざ（蒙古斑）が生後1〜2週頃からはっきりしてくる。赤あざの中には自然に消えるものが多いが，消えないものもある。蒙古斑は東洋人種に主に見られ，メラニン色素の集まったもので，大きなものは背中やお尻に認められるが，手や足，体中に異所性蒙古斑として見られるものもあり，幼児のうちには大部分消える（p. 188 参照）。

④ 臍

　臍の緒は生後1週前後に取れるものが多い。1か月近くまでジクジク分泌物が出る場合には，臍の緒の取れたところに，ゴマ粒ほどの小さな肉の塊が残っていたり（臍肉芽腫），湿疹ができたり，軽い炎症を起こしていることが多く，治療を要する。臍ヘルニアは大部分は自然治癒する（p. 192 参照）。

⑤ 陰部

　陰嚢水腫（陰嚢の中に水が溜って大きくなる）や，陰嚢ヘルニア，ソケイヘルニア，停留睾丸（睾丸が陰嚢の中に降りていないもの），包茎なども大部分は自然によくなるが，小児科医に経過をみてもらう（p. 191 参照）。

⑥ 口

　舌が白くなることがあるが，大部分はミルクかすで正常である。程度がひどく頬の内側や歯ぐきにも白いものがつき，スプーンなどで取ろうとしても取れない時は，鵞口瘡(がこうそう)のことがある。これはカビによるもので治療を要する（p. 186〜7 参照）。

舌の下側，中央についているひだを舌小帯といい，乳の飲みが悪い場合，これを切ることが以前は勧められたが，その必要はほとんどない。

上皮真珠といって歯ぐきや上顎などに小さな真珠のような白い粒のついていることがあるが，上皮細胞の集まりであり半年頃までに自然に消滅する。

1,000人に1人くらいの割で生まれた時から歯が生えていることがある。魔歯と呼ばれる。母乳栄養で乳房に歯が当たり痛くて母乳が与えられず，人工栄養になることもある。

⑦ 目

視力は0.03くらいといわれ，眼前30cmくらいのところに焦点が合い，手を動かすとちらっと見る程度である。しばらく手を追う子もいるが，その時の調子によって見ない子もいる。片目だけ開けて見たり，両目で見るが斜視のように両目の位置がずれていることもある。生後3〜4か月になれば普通になる。

眼脂（めやに）の多い児もいれば，片目だけ眼脂の出る児もいる。2か月頃まで分泌物の多い赤ちゃんもいて，よほど白目が真っ赤になるとか，ガーゼで4〜5回拭いても眼脂が取れず，目が開かないような時には治療を受ける。2〜3回拭けば取れる程度のものや充血もない程度のものは，きれいにするだけでよい。さかさまつ毛があって眼脂の出ることもあるが，この年齢のさかさまつ毛もほとんど自然治癒する。

⑧ 鼻

新生児は鼻がつまると乳が飲めなくなったり，息が苦しくて眠れなかったりする。綿棒や吸取器などを使ってきれいにするが，奥の方はなかなかうまく取りきれない。新生児の鼻の粘膜は過敏

なのか，気温が低くなったりすると，容易に鼻汁分泌が多くなったり，鼻づまり（鼻閉）となる。2か月過ぎると分泌物も少なくなるのか，鼻汁分泌や鼻閉は少なくなる。苦しそうにする時には，10分くらい立て抱きにしていると落ち着くことが多い。

⑨ 頭と首

　片方ばかり向いて寝ると，頭の形がいびつになることが多い。この場合斜頸といって，首の筋肉にしこりがある場合は，その向き方がかなり強く，反対の方向に向けようとしても，しこりが突っかえ棒になって，なかなか向けることができない。斜頸も大部分は自然治癒するが，6か月過ぎてもしこりが触れる場合には医師に相談する。頭がいびつになっていても，軽く反対の方向を向くこともでき，しこりもない場合は，向きぐせの問題であり，ゆがみも4～5歳頃までには大部分わからなくなる。

　吸引分娩の時などには頭血腫ができやすい。これは頭にできる瘤で，頭骨と骨膜の間に出血したもので，はじめは柔らかいが，だんだん固くなり，2～3か月，時には6か月くらいかかって吸収され治る。脳内出血とは違うので知能の発達には関係ない。

⑩ 乳房

　まれに副乳が1個および数個見られることもある。小児期には特に問題にはならない。乳首の先が白くなって，乳首や乳房をしぼるようにすると乳汁が出てくることもあり，魔乳とか奇乳とよばれる。母親のホルモンの影響による。しぼったりつまんだりするといつまでも出るので，そのままにしておく。2～3か月で先端の白い乳の塊は消える。

⑪ 臀部，股関節，下肢

毛巣凹点(もうそうおうてん)(pilonidal dimple)といって，肛門から3cmくらい上方背中に凹みのある子がいる。親は「肛門が2つある」と気にすることもあるが，それほど深い穴でもなく無症状でただの凹みなら心配いらない。もし分泌物が出るとか，赤くはれたりした時は要注意である。

股関節脱臼はおむつを替える時，両肢が十分開かず，替えにくいことで気のつくこともある。軽い場合は肢を開いた形でおむつを当てて様子を見るが，健診の時確かめることが大切である。内反足や外反足（うち輪や外輪）は胎内にいた時の圧迫された姿勢で生じることが多く，程度にもよるが，大部分は自然治癒する（p. 193 参照）。

⑫ 1か月健診で親の気にすること

1か月健診時の母親の訴えは千差万別であるが，今まで述べた中で比較的多いのは，母乳不足かどうか，顔や頭の湿疹，鼻づまり，眼脂，げっぷが出ない，時々吐く，便やおなら，おむつかぶれなどである。これらは2か月頃まで正常の生理的な範囲と見られるものが大部分で，病的なものは少ない。病的なものか生理的なものか，異常か正常かを判断するのは難しいかもしれないが，1か月健診は必ず受けて，健康に育っているかどうか，今後どのようにするか，確かめ相談することが大切である。

3）新生児の栄養

(1) 母乳栄養

新生児，3か月頃までの乳児は母乳栄養が原則である。ことに初乳（colostrum：分娩後3～4日の間に分泌される母乳。蛋白質が多く，黄色味を帯び免疫物質や酵素を豊富に含んでいる）には

感染防御物質，その中でも免疫グロブリン IgA や，リゾチーム，ラクトフェリンなどが多く含まれ，病気から守ってくれる。野生の動物は初乳を飲まないと容易に感染でたおれるという。人間は野生の動物ではないが，初乳はできる限り飲ませたい。母乳の成分や母乳栄養の長所は Q&A1 参照。

① 母乳分泌の促進

　新生児が母乳を吸うと，その刺激が脳下垂体に達し，催乳ホルモンであるプロラクチン，オキシトシンの分泌を高め，それが母乳分泌を促進する。生後 2〜3 日は分泌量は少ないが，自律調節授乳により何度も吸わせているうちに分泌量も増え，生後 2〜3 週間すると必要な母乳量が分泌されることになる。

　乳房のマッサージも有効であるが，第一に大切なのは何度も吸わせることである。

　もちろん母親が栄養を取り，適度な運動や休息を取ることも，母乳分泌促進の上で大切である。

② 母乳栄養の問題点

　母乳黄疸，ビタミン K 欠乏性出血の心配もあるが，これらは病院新生児室や産院で解決してくれる。母乳黄疸の時には普通は母乳をやめない。生後 1〜2 か月の頃，現れやすいビタミン K 欠乏性頭蓋内出血を予防するためには，現在ではビタミン K 剤を新生児期に 2〜3 回服用させている。納豆，大豆，ブロッコリー，パセリ，みつば，しゅんぎく，ほうれん草などにもビタミン K は多く含まれているので，母乳栄養の場合には，それらをとることも勧められる。

　母親が服薬すると乳にも微量ではあるが出てくる。したがって母乳授乳中は服薬を控えるよう言われることが多いが，妊娠中と

違い,短期間であれば,大部分の薬は問題ない。必要な量を必要な期間だけ使用して,早く母親の病気を治すことが先決であろう。もちろん薬の副作用のことを注意しなければならないし,1か月以上にわたる長期間服薬を続ける時には,母乳を介して子にも蓄積の害などが現れかねないので,母乳授乳はやめる。

　飲酒や喫煙は授乳中は控えるようにする。アルコールやニコチンは母乳中に検出され,新生児や乳児には害あって益のないものである。

　母乳と環境汚染の問題がいろいろ取り上げられている。催奇性や発がん性のあるといわれる有機塩素系の農薬(BHC, DDT, Dieldrin)やPCB,さらに環境ホルモンといわれるダイオキシンは母親の体内に取り込まれたあと,母乳にもごく少量出てくる。すでに製造禁止のものもあるが,母乳や乳児への悪い影響は今のところ認められていない。大気汚染防止法や廃棄物処理法の改善など,環境汚染を防ぐことが,とりも直さず,安全な母乳のためにも大切となる。

③ 母乳不足と哺乳障害

　生後3～4週も過ぎて次のようなことがあれば母乳不足を疑ってみる。

- いつまでも母乳を吸っていて,乳房を離さない。
- 乳房の張った感じがなく,3日も4日も便が出ない。
- 哺乳時間がいつも不定で,不機嫌でよく眠らない。
- 体重増加が悪い。母乳が足りなければ当然体重の増え方は不良であるが,あまり神経質になって毎日計る必要はない。しかし1か月健診は必ず受けて,体重増加を確かめる。
- 哺乳障害として,哺乳力微弱(未熟児や脳に障害のある場合など),哺乳拙劣(唇裂や口蓋裂その他口内に異常のある時

など),哺乳嫌悪(母乳が勢いよくほとばしり出たり,鼻の穴を乳房でふさがれたりする時など),その他母親側の原因として乳首異常(陥没,扁平,巨大乳頭など)があったりすると,十分母乳を飲めないことがある。

(2) 混合栄養,人工栄養

母乳栄養だけではどうしても足りない場合,人工栄養を追加し混合栄養とする。混合栄養にして母乳栄養を与える回数が少なくなると,早晩人工栄養になることが多い。

現在母乳栄養が少なくなってきたが,子どもの身体的,心理的健康の面から,生後3か月までは母乳優先としたい。その後6か月頃までは母乳栄養の比較的大切な時期,6か月以後は分泌良好な場合はもちろん母乳と離乳食を継続,分泌不良の場合は人工栄養と離乳食を勧めるという形になってきた。

混合栄養の場合,母乳を与えたあと,毎回あるいは1日数回人工栄養を足す場合もあるが,母乳と人工栄養を交互に,母乳の時は母乳だけ,人工栄養の時は人工栄養だけというふうに1回あけると母乳も十分張って満足の得られることがある。さらに母親が勤めに出ているような場合には,家にいる時は母乳,いない時は人工栄養というふうに与えるやり方がある。

母乳を回数多く与えている方が母乳栄養を長く続けることができるが,1日3回以下の母乳授乳だと,長く続けることは難しくなる。

人工栄養としては育児用粉乳を使う。牛乳はカゼインや灰分が多く,脂肪酸の構成も人乳と違い,鉄やビタミンCは極めて少ないので,普通は1歳過ぎてから使用する(Q&A1参照)。

現在の育児用粉乳は改良に改良が重ねられ,調乳も便利になり,昔のように月齢によって調乳濃度を変える必要もなくなった

(単一処方，単一調乳)。ただし製品によって調乳濃度は同一ではない。また従来人工栄養は規則授乳が勧められていたが，これも母乳と同様，乳児が欲しがる時に行う（自律調節授乳）ようになった。育児用粉乳として調製粉乳（乳糖が多い）と，フォローアップミルクが用いられる。フォローアップミルクは蛋白質が多く，9か月頃から用いられる。

4) 乳児の特徴および育て方
(1) 乳児期全般

新生児期（生後約1か月間）に次いで1歳までの時期を乳児期というが，この時期の発育はめざましい。

お乳を飲んで，排泄して，泣いて，動くこともままならず寝ていた新生児が，1年もたつと，乳以外にもいろいろな離乳食を食べ，伝い歩きからひとり歩き，マンマなどの言葉もしゃべるようになる。個人差はあるが，出生時平均身長50cm体重3kgの子が1歳で平均75cm 9kgとなり，人間本来の雑食に慣れ，歩行ができ，世界共通語のマンマということばを使うようになることは，本当に素晴らしいことである。

乳児期の育て方のポイントとして次のような点に注意する。身長体重を時々計測し，順調に発育しているかどうか調べる。離乳食の進み方を見る。衣類の着せ方，入浴，睡眠，排泄の具合，運動発達や遊び，親子の接し方の状況，乳児健診や予防接種はどうなっているか，病気や問題のある時の処置解決などの点について気をつけていく。

なお乳児期はまだ保護の時期であるが，過保護は避けなければならないし，無理強いは禁物である。寒い時には衣類を少し厚めに着せても，身動きできぬほど，汗をかくほど着せるのは過保護である。また寒い時に，部屋の中に閉じ込めておくと機嫌の悪く

なる子がいる。外に出すとかぜをひくと親は心配するが、気分転換に外気浴をさせることは、むしろ健全育成のためにも大切である。食欲のないのに無理に食べさせるとか、歯磨き、排尿便のしつけを1歳になる前に強制的にやることなども避けなければならない。乳児の神経の発達、運動機能の発達、生活リズムなどを理解して育てていかなければならない。

(2) 1～2か月頃
① 発育

　抱くのも怖いほど頼りなかった赤ちゃんも、1か月を過ぎると、かなり扱いやすくなってくる。体重、身長などの成長もめざましい。もっとも発育には個人差もあるし、この時期には人工栄養児の場合は母乳栄養児に比べ、やや大きい。

　手足は曲げ、ことに手は上方に挙げ、掛け布団から手がはみ出て冷たくなっていることがある。多少手足の冷たいのは体温を調節しているわけで心配はいらない。よほど冷たくて鼻水でも垂らすような時には、手足を温かくすることも考える。手足をばたばたさせるが、2か月になると、盛んに手を目の上にかざし見つめる（ハンドリガード）。また手を上方に挙げ鼻や目や耳に入れたり、最後に口に持っていって、指しゃぶりをするようになる。この時期からしばらく見られる指しゃぶりは、正常の行動と見る。

　目も見え始め、2か月近くになるにつれ、時々親の目を見つめたり、動くものを目で追ったりする。耳も聞こえるようになり、泣いている時声をかけたりあやすと泣きやむ。音のする方向に頭を向けたりもする。アーとかウーとか声も出すようになる。

　授乳のあとや、おむつ交換の時など、しばらく赤ちゃんを抱いて話しかけたり、目を見つめたりして、親子の交流をはかりたいものである。ただ首がまだすわっていないので、抱く時には首の

後ろに手を当てて注意する。

② 栄養

　乳房がかなり張るようになり、母乳の分泌量も増えてくる。まだ2か月頃までは授乳の間隔も決まらないことがあるが、だんだんと2〜3時間おきとなり、授乳回数は1日平均8回で7〜10回くらいになってくる。

　体重の増加が不足で、母乳不足が考えられる時には、混合栄養や人工栄養も考える。人工栄養の時には、まだ満腹中枢の働きが未熟なので、かなり多量飲むことがあるが、1回160mlも飲むと授乳回数は1日6回くらいとなる。

　授乳後1時間くらいで泣く時には、白湯や果汁を与えると落ち着くこともある。果汁は便秘傾向の場合効果のあることもあるが、1日50〜100ml止まり、あまり多くは与えない。

③ 生活、心配ごと

　2か月頃になると、それまでうつらうつらして泣いたり眠ったりしていたのが、昼は目がさめている時間が少し長くなってくる。夜も3〜6時間くらい通して眠るといった生活リズムが、だんだんとできてくる。

　排便回数も少なくなり、中には授乳量は不足でなくても2日に1回、3日に1回とやや便秘傾向を示す子がいる。3日くらい出なくてもそれほど問題にはならないが、あまり苦しそうに唸ったり、授乳量が減るようであれば、綿棒浣腸をしたり、果汁を1日50〜100ml与えたりして排便を促す。綿棒浣腸は癖になるからしない方がよいなどといわれることもあるが、5か月頃から離乳食を与えたり、運動が活発になってくると自然に排便が行われ、綿棒浣腸も不必要となるものである。

入浴の時，顔や頭などに出る生理的な湿疹に対し，石鹸を使うのはよいが，強くこすらないようにする。スキンケアとして皮膚をきれいにすることは大切なことである。

順調に発育しているなら，生活リズムに合わせ，外気浴や日向ぼっこ程度の日光浴も行うようにする。外気浴，日向ぼっこは赤ちゃんは好きであり，健康な体づくりのため，よい睡眠を取らせたり，食欲増進の上で効果的である。過保護を避け，寒い時以外着せ過ぎに注意する。

1か月健診は必ず受け，発育の具合や体の異常をみてもらい，育児上の悩みや心配事も相談して，適切な指示を受けることが望まれる。

心配ごととして，「新生児期の気になること」(p. 27参照) に述べたことが，まだこの時期に続くことが多い。しゃっくりが2か月なのにまだ続くとか，いびつ頭は知能発達に影響しないか，1か月も過ぎたが大人と一緒に入浴してもいいか，抱き癖はどうすれば直るか，等々各人各様の訴えも多い。しゃっくりは3～4か月にもなればほとんどしなくなるし，いびつ頭は知能とはあまり関係ない。清潔な湯舟であれば大人と一緒に入浴してもいいし，2～3か月頃までは抱き癖はあまり気にしないで抱いてあげる方が，親子の情が通いあってよい。3～4か月にもなれば声をかけるだけで抱かなくてもすむ場合が多くなる。

(3) 3～4か月頃
① 発育

体重は生まれた時の倍くらいになる。もちろん大きい子，小さい子もいるので，多少小さくても，それなりに元気なら心配いらない。

4か月には首もすわって，抱いたりおんぶすることも楽にでき

るようになる。腹ばいにすると胸まで反らしたり，早い子では4〜5か月で寝返りをする子もいる。

手につかんだものを口に入れようとし，おしゃぶりがますます盛んとなる。

3か月になるとよく笑うようになり，特に4か月児は誰にでもあやされると愛嬌をふりまき，キャッキャと声をたてて笑う。

感情も芽生えてきて，怖い顔をすると泣いたり不安を感じたりする。知恵も発達してきた証拠である。

体の成長とともに，精神面，情緒，運動なども発達し，たまらなくなるほどのかわいさを発揮する。

② 生活，問題点

外へ出ることが好きになるので，気分転換のため，毎日の日課として，外気浴をさせるのもよい。ちょっとしたお使いに出かけたり，近所の人と挨拶したり，あやされたりするうちに，社会と自分のつながりも自然に学んでゆく。

離乳の準備として，果汁や野菜スープなどを少量与え，いろいろな味に慣らすのもよい。4か月から5か月近くなると，親の食事を食べているのを見て欲しそうな顔をする子もいる。発育も良ければ，離乳食を少しずつ試みるのもよい。食べれば練習のつもりで少しずつ増やしていく（p. 48〜49 参照）。

睡眠も3〜4か月になると，夜の睡眠時間が4〜5時間，なかには6〜8時間眠る子もいて楽になる。3〜4か月健診も受け，心疾患や脱臼などの先天異常や，首のすわり，母乳不足の有無などを確かめ，離乳準備や日常生活の相談，予防接種も始める（p. 180 参照）。

時代が変わると育児方法もいろいろ変わってくる。例えば昔は子どものクル病予防に積極的な日光浴が勧められたが，最近は日

光浴は皮膚がんのもとになりやすいといわれる。強い紫外線は皮膚のメラニン色素を増加させ,「しみ」や「そばかす」をつくり,時にはがん性変化も見られる。したがって紫外線よけのクリームを使ったり,日光浴も避けるようにする,というように変わってきた。しかし子どもにとって,お日様とか,風,水,土など天地自然の恵みは,心身の健康に大切である。「日光の入らないところに病魔が入る」とか,日光に当たらないと,「もやし」ができるともいう。赤ちゃんの洗濯物や布団を陽に当てることは,日光消毒を兼ね,日常生活に大切なことであるともいわれる。ほどほどの日光浴,日向ぼっこ程度のものであれば,赤ちゃんも声を出して喜ぶ。

　蜂蜜水や果汁野菜スープなどを日光浴の直後に与えることも昔は勧められた。蜂蜜は甘くて子どもが好むし,鉄も含んでいるので,水分補給の上からも使われた。しかしその中に含まれるボツリヌス菌の芽胞の影響で歩行障害,神経障害を起こした例が出たため,現在では1歳までは使用禁止となっている。1歳過ぎれば,消化吸収力も発達し,芽胞そのままで吸収されることはなく安全とされている。果汁野菜スープも前述したように,便秘気味の時には効果があったり,離乳準備として種々の味に慣れさせるという目的から使われていたが,量が多くなり過ぎると,母乳やミルクの摂取量が少なくなるので,最近は4〜5か月頃まではあまり勧められない。

(4) 5〜6か月頃
① 発育
　運動,精神面の発達が際立ってくる。寝返りができ,おすわりをする赤ちゃんも見られる。
　6か月にもなれば,両手を持って引き起こすと,自分から立ち

上がろうとするし，親の膝の上で立たせると，ぴょんぴょん跳ねるようにする。体重の重い太った子だと，寝返りやおすわり，ぴょんぴょん跳ねることが遅くなることもある。手を伸ばして物をつかむし，一方の手から他方の手へオモチャを持ちかえる。

知恵づき情緒面の発達も目立ち，喜びや悲しみ，恐れなどの感情もはっきりする。あやされるのを喜ぶし，人見知りがはじまり，人の真似もするようになる。

② 生活，問題点

満5か月になると離乳食を開始する。1日1回ドロドロ状のものをスプーンで与える。5か月は練習の時期ともいえるので，いやがったら無理には与えない。よく食べれば徐々に量も増やし，内容も米がゆ，パンがゆなど炭水化物に加え，煮つぶし野菜，果物なども与え，6か月にもなれば1日2回，魚，卵黄など動物蛋白も少しずつ与えていく。離乳食の直後は乳を飲むだけ与える。

オモチャを持ってひとり遊びもするようになるが，母親がいなくなると泣き出すことが多い。6〜7か月にもなれば30分くらいひとり遊びができる子もいる。

人見知りは6か月頃からはじまる場合が多く，9か月を峠にしてだんだん少なくなるが，1歳頃激しく人見知りする子もいる。表情がちょっと変わる程度のものから，大泣きする程度まで，いろいろの程度の人見知りがあるが，激しい場合には，抱きしめて「皆があなたをかわいがってくださるのよ」と安心感を持たせるようにする。ことばはわからなくても，親の態度を感じ取ってだんだんよくなるものである。

よだれが多くなり，何回もよだれかけを取り替えねばならないことがある。一般にこの月齢は唾液の分泌も多くなり，よだれとなって出るが，体質的に分泌物の多い子もいる。「よだれ」「鼻た

れ」「眼脂（めやに）」「汗っかき」「寝汗」「喘鳴（ぜんめい）」（のどの分泌物が多いためゼロゼロという）「おりもの」「粘液便」（固い便かと思っていると急に柔らかく回数も増え粘液が混じったり，1日のうち第1回目は固くても，2回目，3回目は粘液だけ出すこともある）などが入れ替わり出ることもある。暑い時には汗が玉のように出るかと思うと，秋に少し涼しくなると，「鼻たれ」「ゼイゼイゼロゼロ」が加わったり，そのうちに急に便が柔らかくなったり，それが落ち着くと「よだれ」が多くなったりと，どこかここか分泌物が多い。「眼脂」や「おりもの」は新生児期に多いが，「よだれ」は3歳頃まで多い子もいる。3,4歳になって「よだれ」の多い子は知能遅れなどということもいわれるが，そうではなく体質的なものが大部分である。よだれや下痢，鼻たれ，寝汗が続いても，機嫌がよければ，きれいにするだけでよい。

(5) 7〜8か月頃

　7か月にもなれば多くの子が支えなしに座れるようになるし，8か月になれば半分くらいの子はつかまり立ちが可能になる。伝い歩きを始める子も見られるようになる。手の運動も活発になって，ビスケットを手に持って自分で食べたり，オモチャを引っ張ると抵抗を示す。また，「いないいないばあ」を喜んだり，バイバイをしようとしたりする。はいはいもずりばいから高ばいへ進む子もいる。名前を呼ぶと振り向く。

　下の前歯（内切歯）が2本生えてくるが，歯の生え始めの時期や，生え方の順序は個人差が多いので，1歳頃まで生えなくても心配はいらない。

① 生活，問題点

　離乳食も順調に進んできたら1日2回に進め，食品の種類も増

やす。調理形態もドロドロ状からツブツブ状へ、離乳食のつぶし方を少し荒くし、舌でつぶせば飲み込めるくらいにする。豆腐くらいの固さのもので、少しずつ歯ごたえのあるものを与え慣れさせる。大人の献立を手直しして作れば手間が省けるし、離乳食に変化が出る。

歯で噛みつぶして食べるのは2歳過ぎであるが、顎で結構噛みつぶす。最近噛めない子、噛まない子が多くなり、顎の発達にも悪影響を与えるといわれるが、柔らかいベビーフードばかりでなく、愛情のこもった親の手作りの離乳食も食べさせ、発達に応じて舌でつぶせる形のものへと進め、噛むことの下準備をさせる。

睡眠でこの時期問題となるのは「夜泣き」である。

夜泣きの原因にもいろいろあるが（Q&A4参照）、原因と思われるものが見つかればそれを除いて様子を見る。夜泣きは夏よりも冬の方が多いので寒くて泣くのかと思われるが、たくさん着せると今度は身動きができなくて泣くことも多い。原因不明のこともあるが、1歳半頃までにはよくなることが多い。

危険防止ということも注意しなければならない。運動が活発になり、はいはいするようになると、墜落や衝突をしたり、あるいは何でも口の中に入れたり、スリッパの裏をなめたりする。だんだん目が離せなくなる。

(6) 9〜11か月頃
① 発育

体重増加も今までに比べると少なくなる。1日当たりの増加量は7〜10gほどで、生後1か月頃の1日当たり30〜35gの増加量に比べるとかなり少ない。身長も伸び方は少し落ちるが、体重ほどではないので、今までのふっくら丸い感じから少ししまった体型となる。

運動は活発になり、はいはいから10か月頃には、つかまり立ち、伝い歩き、1歳近くでは、ひとり立ちから、ひとり歩きできる子もいる。

指先も器用になり、小さいものをつまんだり、机の引き出しを開けて中の物を取り出したり、ビンのふたを開けてしまうこともある。ラッパを吹いたり、太鼓を鳴らしたり、マンマと言ったり、行動も自由になり、危険防止にはいっそうの注意が必要となる。

知能の発達として、記憶力も出てきて、見えなくなったオモチャを捜したりする。注意力、模倣力、認識力、あるいは情緒面の発達も著しく、自分の好みも現れてくる。好きなオモチャを選んだり、大好きな母親にべったりになったり、食物にも好き嫌いが現れ、味つけだけでなく、色や形などで喜んだり嫌ったりすることもある。

② 生活，問題点

離乳食は後期に入る。9か月になって、順調に進んでいれば1日3回にする。当座の食事時間はまだ大人と同じというわけにはいかず、今までの授乳時間に合わせた方がよい。10か月にもなれば、大人と同じように朝昼夕の3回にする。家族と同じ時間に食事をすることは、大人の献立が利用できるので、レパートリーが広がり手間も省ける。歯ぐきでつぶせるくらいの固さのもの、例えば柔らかめのごはん、食パン、ロールパンなど、そのまま与え、噛む練習をさせてみる。刺激の強いもの、香辛料など、いか、たこ、ごぼう、ひじきなど消化されにくいもの、塩分、甘味の濃いもの、刺身などの生ものを除けばいろいろ食べさせて、好き嫌いのないようにする。3食で足りないようなら、おやつを与えるが、ごく軽く取るようにする。食後のミルクは減り、1歳近

くでは1日400mlくらいとなる。

　睡眠時間も規則正しくして、生活のリズムをつくるように心がける。夕食の後しばらくたって入浴、授乳、就寝というようにある程度決めておくと、生活リズムが確立し、夜ふかしの癖もつかず、助かることが多い。最近は都市化現象の影響を受けて、夜ふかしの子どもが多いが、そのような場合、朝早く起こし、昼寝も午前1時間、午後1時間、あるいはまとめて1日2時間くらいとし、それ以上寝そうになった時は、遊ぶ相手をしたり、外気浴をさせて気分転換をはかると、朝早く起きた分、夜早く寝ることが多い。

　行動が自由になり、好奇心も発達するので、いたずらをするようになる。壁や床にクレヨンなどで、でたらめ書きをしたり、ティッシュペーパーを全部引っ張り出したり、鍵穴に物を突っ込んだり、化粧の真似をしてクリームを全部出したり、親は目が離せない。危険なものは手の届かないところにしまい、安全なオモチャなどを与えて思う存分遊ばせたい。

　肘内障（ちゅうないしょう）(pulled elbow) といって、急に赤ちゃんの手を引っ張る時、例えば「高い高い」をする時、手を引きながら歩いていて危険から遠ざけようと急に手を引っ張った時、あるいは赤ちゃんが倒れて手を下敷きにしてねじった時などに、肘のあたりを痛がって大泣きしたり、手をだらりと垂れて動かさなくなることがある。この場合の大部分は肘内障である。肘の脱臼ともいわれることがあるが、脱臼というのは骨と骨との位置がずれる場合をいい、肘内障の場合には関節を取り巻いている靭帯（じんたい）と骨の位置がずれるのであり、脱臼や骨折とは違う。子どもと向き合って、痛がる方の子どもの手首を握り、手の平を上に向けて、肘を一気に曲げ手を肩の方に近づけると、ギクッというような音が肘関節のところでして、整復されたのを感じる。元に戻れば痛みは消失して

ただちに手を動かすようになる。あとは普通の生活にして構わない。うまく整復されたような様子が感じられなかったり、痛み出して手を動かさなくなってから時間がたった場合には、整形外科の先生にみてもらう。肘内障は時々、習慣性のように何度も起こすことがあるが、3歳頃には自然に起こりにくくなる。

　歯磨きは、1歳前後から始めてみる。まだこの時期は歯の生え始めの時期であり、1歳で上下それぞれ4本ずつくらいの程度であるから、綿棒とか、ガーゼで表面を拭く程度で構わない。歯磨きの前準備の段階であり、あまり力を入れすぎると、かえって歯磨きをいやがるようになる。2歳半頃になると多くの子どもは「仕上げはお母さん」を受け入れるようになるが、無理強いは禁物である。

　歯磨きに関連して、虫歯予防には母乳のだらだら吸い、イオン飲料や嗜好飲料、おやつ、甘いものの摂取などに注意しなければならない。

5) 乳児の栄養

（1）母乳栄養，混合栄養，人工栄養

　新生児期の栄養のところで述べたが、母乳がまだ十分出れば、乳児期も続行する。よく出る母乳であれば、生後5か月頃までは母乳以外のものは与えなくてもよい。それ以後も母乳と離乳食で乳児期の栄養は進められていく。母乳不足の時は混合栄養、人工栄養と離乳食というふうにして、5か月頃から離乳食を始め、だんだんに離乳食を主な栄養源としていく。母乳をやめる時期については Q&A6 参照。

（2）離乳

　乳児期の栄養で大切なのは、離乳食を進めることである。

① 離乳の定義
　離乳とは，母乳または育児用粉乳などの乳汁栄養から幼児食に移行する過程をいう。

② 離乳の開始
　離乳の開始とは，初めてドロドロした食物を与えた時をいい，生後5か月頃である。果汁や野菜スープなど与えるのは離乳開始とはいわない。未熟児などで5か月で始められなくても，6か月中には開始したい。あまり遅くなると，離乳食になかなかなじめず，かえって離乳食が進まない。

③ 離乳の完了
　離乳の完了とは，形ある食物を嚙みつぶすことができるようになり，栄養素の大部分（約80％）が母乳または育児用ミルク以外の離乳食から取れるようになった状態をいう。その時期は12〜15か月頃で，遅くとも18か月頃までには完了する。

④ 離乳食の食物
　始めはつぶしがゆ一匙から始め，徐々に量や種類を増やしていく。従来はかゆ→うらごし野菜→卵黄→豆腐→鶏肉→牛肉→豚肉などと進めていった。しかし現在は食生活が豊かになって，食品の種類，順序にはあまりこだわらないようになった。卵アレルギーが騒がれて，卵は6か月過ぎというように後回しにされることが多くなったが，卵アレルギーがはっきりしてなければ，6〜7か月頃から与えても差し支えない。食物アレルギーの診断は簡単ではない。離乳後期以降は，鉄が不足しやすいので，赤身の魚や，肉，レバーを使用する。
　離乳が進むにつれ，質および量を考え，毎回I群として穀類，

■表1-2　離乳食の進め方の目安

区分		離乳初期	離乳中期	離乳後期	離乳完了期
月齢（か月）		5〜6	7〜8	9〜11	12〜15
回数	離乳食（回）	1→2	2	3	3
	母乳・育児用ミルク（回）	4→3	3	2	※
調理形態		ドロドロ状	舌でつぶせる固さ	歯ぐきでつぶせる固さ	歯ぐきで噛める固さ
1回当り量	I　穀類　（g）	つぶしがゆ 30→40	全がゆ 50→80	全がゆ（90→100）→軟飯80	軟飯90→ご飯80
	II　卵　（g）	卵黄 2/3以下	卵黄→全卵 1→1/2	全卵 1/2	全卵 1/2→2/3
	または豆腐　（g）	25	40→50	50	50→55
	または乳製品　（g）	55	85→100	100	100→120
	または魚　（g）	5→10	13→15	15	15→18
	または肉　（g）		10→15	18	18→20
	III　野菜・果物　（g）	15→20	25	30→40	40→50
	調理用油脂類・砂糖（g）	各0→1	各2→2.5	各3	各4

※牛乳やミルクを1日 300→400 mℓ

注：1. ここに示す食品の量などは目安である。表中の矢印は当該期間中の初めから終わりへの変化を示す。
2. 離乳の進行状況に応じた適切なベビーフードを利用することもできる。
3. 離乳食開始時期を除き，離乳食には食品I，II（1回にいずれか1〜2品），IIIを組み合わせる。なお，量は1回1食品を使用した場合の値であるので，例えばIIで2食品使用の時は各食品の使用量は示してある量の1/2程度を目安とする。
4. 野菜はなるべく緑黄色野菜を多くする。
5. 乳製品は全脂無糖ヨーグルトを例として示した。
6. 蛋白質性食品は，卵，豆腐，乳製品，魚，肉などを1回に1〜2品使用するが，離乳後期以降は，鉄を多く含む食品を加えたり，鉄強化のベビーフードを使用する，調理用乳製品の代わりに育児用ミルクを使用するなどの工夫が望ましい。
7. 離乳初期には固ゆでにした卵の卵黄を用いる。卵アレルギーとして医師の指示のあった場合には，卵以外の蛋白質性食品を代替する。詳しくは医師と相談する。
8. 豆腐の代わりに離乳中期から納豆，煮豆（つぶし）を用いることができる。
9. 海藻類は適宜用いる。
10. 油脂類は調理の副材料として，バター，マーガリン，植物油を適宜使用する。
11. 塩，砂糖は多すぎないように気をつける。
12. はちみつは乳児ボツリヌス症予防のため満1歳までは使わない。
13. そば，さば，いか，たこ，えび，かに，貝類などは離乳初期・中期には控える。
14. 夏期には水分の補給に配慮する。また，果汁やスープなどを適宜与える。

■表1-3 離乳各期間別進め方のポイント

離乳初期 (5～6か月)	離乳中期 (7～8か月)	離乳後期 (9～11か月)	離乳完了期 (12～15か月)
・離乳食作りに対する衛生面での注意 (ただし,離乳食作りはリラックスしながら) ・離乳食は昼前後の授乳の時刻に ・最初は1種類を1匙から ・慣れたら種類を組み合わせる (ただし,離乳食の味,舌ざわりに慣らす程度で) ・6か月頃から2回食に (未開始の場合には離乳の開始を) ・授乳は従来通り	・規則的に2回食の供与 ・栄養のバランスを心がける ・離乳食の調理形態を1ランク上げる ・離乳食のレパートリーを増やす ・合理的な離乳食作りの勧め (家族の食事の利用など) ・授乳は従来通り	・1日3回食に進める ・積極的に家族の食事の取り分けを ・離乳食の切り方,つぶし方を1ランク上げる ・鉄分の多い食品の利用を心がける ・手に持ちやすいメニューの導入を ・次第に家族と一緒の食事時刻に ・本格的な間食はまだ不要 (水分の補給は白湯か麦茶で) ・授乳は従来通り (ただし,離乳食後の授乳は次第に卒業)	・生活リズムの調整 ・家族の食事を積極的に利用する ・調味はまだ薄味で ・食事は量より質を重点に ・咀嚼の基礎づくりを心がける ・食事の自立をサポートする ・この頃の食事行動を理解させる ・間食の与え過ぎに要注意 ・空腹の体験を ・乳汁の適量に関する指導 ・乳汁は哺乳ビンからコップへ ・睡眠,遊び,食事のバランスを

■表1-4 食事行動の発達状況

(%)

食事行動	5～6か月	7～8か月	9～11か月	12～14か月
満腹になると哺乳ビンを手で払いのける	57前後	63 → 67	70 → 61	54 → 46
哺乳ビンや食事を見ると嬉しそうにする	81 → 85	88	92 → 87	84 → 66
ビスケットなどを自分で持って食べる	31 → 61	82 → 92	93 → 98	96 → 98
支えればコップで上手に飲む	17 → 27	37 → 49	54 → 74	79 → 81
スプーンを保護者の手から取り上げて自分の口に持っていこうとする	44 → 58	66	66 → 75	79 → 85
食卓をかきまわす	16 → 37	55 → 68	75 → 83	81 → 76
他人が食べているのを見て欲しがる	65 → 79	87 → 89	94	92 → 93
茶碗などを両手で持って口に持っていく	17 → 26	33 → 40	45 → 56	68 → 83
哺乳ビンを自分で持って飲む	24前後	47 → 53	60 → 66	61 → 59
コップを自分で持って飲む	1 → 3	5 → 7	12 → 31	41 → 46
自分でスプーンを持ち,すくって食べようとする	1 → 3	5 → 8	14 → 46	59 → 78
「マンマ」と言って,食事の催促をする	3 → 5	12 → 21	35 → 59	60 → 68

注:表中の矢印は当該期間の初めから終わりへの変化を示す

II群として蛋白質，III群として野菜，果物などのビタミン，ミネラル類を，さらにIV群としてバター，マーガリン，植物油などの油脂類を，その他ごく少量の砂糖，塩などの調味料を使用する。乳児がいやがる時には強制せず，楽しくおいしく食事ができるような環境，雰囲気をつくるよう心がける。

⑤ 離乳の基本

わが国では厚生省の離乳食幼児食研究班により，昭和33年(1958年)「離乳の基本」が初めて発表され，その後数回改定が加えられ，事細かな進め方が述べられている。この「離乳の基本」は，進める際のひとつの目安であり，乳児個人個人の発育程度，乳児の食欲，摂食行動，地域，家庭の食習慣などを考慮し，この通りにいかなくても，大体この線に沿っていけばいいというものである。

1996年発表の改定「離乳の基本」の離乳食の進め方の目安を表1-2に，離乳各期間別進め方のポイントを表1-3に示す。また食事行動の発達状況を表1-4に示す。

V 幼児期の健康

1) 幼児の特徴

1～6歳未満の幼児期は乳児期に続いて発育の盛んな時期である。乳児期のまるまる，ふっくらした感じは少なくなって，3歳頃には身がしまり，運動に適するような体型となる。しかし，まだ神経や筋肉の発達は不完全で，すばやい器用な身のこなしはできないことが多い。

ことばも増えて会話も自由になり，歌を歌ったり，字を読んだ

り書いたりするようになる。

　食事は多少むらのあることもあり，固い肉のかたまりのようなものは4歳頃までは，十分嚙めず出してしまう場合もある。5歳頃には幼児食ならびに食生活は完了する。すなわち，いろいろのものをスプーン，フォーク，箸などを使って自分で食べるようになり，食事のマナー，しつけも身につける。

　精神的にはまだ自己中心的，情緒不安定になることも多く，心理的問題を起こしやすい。

　乳児の時には，体や病気に対する心配，栄養や睡眠（ことに夜泣き），運動発達の問題などを訴える親が多かったが，幼児期になると，感染症，外傷やことばの遅れ，かんしゃく，遊び食べ，排尿便のしつけ，自己主張，友達と物の取り合い，わがまま，乱暴，反抗，喧嘩，内弁慶，よいっぱり朝寝坊，落ち着きがない，調子にのる，悪いことばの使用，テレビばかり見る等々，心理的問題が多くなってくる。

　幼児期は基本的生活習慣をつける大切な時期である。次のような生活習慣を身につけさせるのが望ましい。

- 食事（規則正しい食事時間，バランスを考える，まとめ食いをしない，ゆっくり嚙む，甘いものの取りすぎ注意，おやつは1日1回決めた分量，夜食はやめるなど）
- 睡眠（ひとり寝の習慣，〔昼寝〕）
- 排泄（2歳前後で昼間のおむつ離れ）
- 衛生習慣（歯磨き，洗面，手洗い，うがいなど）
- 衣類の着脱
- その他（挨拶，遊び，他人に迷惑をかけない，危険なことやしてはいけないことを教えるなど）

2) 幼児の育て方

(1) 1～1歳6か月頃

① 成長発達の問題

1歳になると体重は出生時の約3倍, 身長は1.5倍になるのが一般的であるが, 個人差も大きい。ことに, 低出生体重児であった子は体格はまだ小さいこともある。小さくても栄養摂取量が極端に少なくもなく, 元気がよくて機嫌がよければまず問題はない。

肥満と痩せの問題もあるが, この年齢の肥満傾向の多くは, 乳児期の肥満が解消できない場合が大部分で, 運動量の増加と食欲の低下に伴い, 痩せ型に次第に移行する。

運動発達の遅れで, 1歳になっても「つかまり立ち」ができないとか, 1歳半でやっと「伝い歩き」というような場合には, 神経系, 運動器官の疾病異常がないかどうかを調べておく。疾病異常がない場合に見られる「伝い歩き」「ひとり歩き」の遅れは, 主として日常の世話, 性格, 体格に誘因が見られる。日中ベッドの中に放置したり, 背負ってばかり, 歩行器に入れっぱなし, あるいは子どもが臆病であったり, 肥満で体重が重すぎたりする場合などにも遅れることがある。このような例に対しては, 日中の生活の改善, はいはいの機会や, 手を持って歩かせたりする機会を増やして, ゆっくり楽しく, 立つこと, 歩くことの恐怖心を取り除くよう練習をする。特訓をする必要はないが, 赤ちゃん体操など, 無理のない程度で, 根気よく繰り返し進めていく。

② 栄養の問題

1歳を過ぎ, 離乳が完了し, 幼児食になったという安心感から, 食事のリズムが乱れたり, 子の好みにまかせて食事を与えたり, 大人の食事をそのまま強制したり, 食事への関心が薄れ, 安

易な食生活になってしまう場合が少なくない。

また、この時期には子どもの自我の芽生え、情緒の発達、精神発達が著しく、それが食生活や摂食行動を支配する。手づかみで食べたがり、食べるのを手伝おうとすると、口をつぐんだり、スプーンを払いのけたり、一度口に入れたものを手で出して眺めて、また口に入れたりする。一人で食べる意欲も現れるが、失敗してこぼしたり、お茶碗をひっくり返したり、スプーンやフォークを投げたり、気が散りやすく飽きやすいのか、食事中に遊び出したりもする。

食事のマナーどころではないが、多少手づかみで食べやすいような調理形態、調理法を取り、20〜30分たってあまり食べず遊び出すような時には下げてしまう。この頃は一定した食欲を示すことは少なく、食欲にはかなり波のあることが多い。したがって一応食事のバランスは重視するが、分量にこだわりすぎる必要はない。食事は食べないが甘いお菓子類をよく食べ、つい負けてしまうという例も見られるが、この時期のおやつは1日1(〜2)回、ビスケットやせんべい、果物、ヨーグルトなどにして、甘いものは極力避ける。甘いものが多くなると食欲不振、虫歯の問題の出てくることが多い。

③ 生活の問題

保育園に行ったり、あるいは集団生活に入らないまでも、乳児期に比べ他人との接触の機会が多くなり、感染症の頻度が高くなるので、予防接種で受けられるものは、体調の良い時に積極的に受けておく。

歩いたり走ったりできるようになると、行動範囲が広がり、新しい興味も増えてくる。遊びは、精神機能や運動発達を助長するので、そのためには安全なオモチャを与えることも大切である。

あまりたくさん与え過ぎると，集中して遊ぶことができなくなって，気が散りやすくなることもある。また年齢相当のものを与えないと，興味を示さずいやがったりすることもある。遊びにしろ，運動，食事，発達能力に応じた育児が最も大切である。

　遊びが増えるにつれ，危険を伴う事故も増えてくる。衝突，墜落，転倒，あるいは擦過傷や切り傷，頭部打撲，異物誤飲，溺水，交通事故など，生命の危険を伴うこともあるので，子どもから目を離さない，環境整備など事故防止に気をつけることが大切である（第3章参照）。

④ 心理的な問題

　1歳過ぎるとことばも出てくるが，まだ語彙数が少なく，自分の思っていることをことばで話すなどということはとてもできない。したがって思うことが通じず，かんしゃくを起こしやすくなる。大声をたてる，キーキー声を発する，物を投げる，ひっくり返って怒る，嚙みつく，たたく，等々。かんしゃくを起こして大声で泣かれると，親の方もテンションが高くなって，頭に角が生えてくる。子どものかんしゃくには，冷静な態度が必要である。いらいらカッカしてみても始まらない。子どものかんしゃくは，いずれ心身の発達につれて，ことばが自由に話せるようになり意思が通じるようになると，自然に消滅していくものである。

　ことばの発達はかなり個人差があり，1歳半頃で，単語をまだ数語しか話せなくても，理解力があり表出だけがまずいというものであれば，2歳半から3歳くらいで急に話し出す。

　その他，人見知り，遊び食べ，寝つきが悪い，夜泣きなどの問題も，1歳半頃から2歳くらいにはよくなる例が多く，しゃぶりぐせ（指，布切れなど），ひとり寝ができないなどもだんだんと消滅していく。

(2) 1歳6か月〜2歳頃
① 成長発達の問題

体重増加など身体発育速度は緩慢になり、皮下脂肪厚は薄くなって、やや細身となる。走ったり、片手を引いてもらって階段を昇ることができ、大きなボールを蹴ったり、投げることもできるようになる。微細運動も上達し絵本を1ページずつめくったり、なぐり描きをしたり、積み木を3〜4個積むこともできる。スプーンやフォークも使い始め、2歳頃になるとかなり上手になる。

歯は上下6本ずつ、あるいは8本ずつ生え、大泉門（左右の頭頂骨と前頭骨の間にある隙間）はだいたい閉じる。斜視や難聴にも気をつける。難聴はまれに気づきにくいこともあるが、呼んでも振り向かない、テレビのコマーシャルに無関心、リズムに乗らない時などは注意を要する。

言語発達は、早い子では2語文（「ママ、コレ」とか、「ワンワン、アッチ」など単語が2つ重なるもの）を話す子もいるが、単語が3つ4つくらいしか話せない子もいる。

② 栄養の問題

スプーンやフォークを使ったり、水分をストローで飲んだり、コップで飲むこともできるようになる。まだ手を使ったり、食事をこぼしたりひっくり返す子も多い。

食事中、中断して席を立ったり、遊び食べ、のろのろ食べ、小食、むら食い、食欲不振などいろいろ問題の見られることもある（Q&A7参照）。

③ 生活の問題

排泄をさせようとするといやがる、歯磨きもいやがる、食事を自分で食べることができない、食事時間が長い、寝つきが悪い、

相変わらず指しゃぶり，よいっぱりの朝寝坊など，この年齢になると，体や食事の問題よりも，しつけや精神発達の問題が健診の場でも増えてくる。事故も多発しやすい。

これらの問題は，初めての親にとっては，深刻な問題と映る場合もあるが，生活経験の乏しい子どもにとっては子どもの発達段階として当然の問題が多く，冷静に対処していくことが大切である。

④ 心理的な問題

ことばが遅い，怖がり，分離不安（母親から離れられない），自己主張，かんしゃく，入浴や医者を嫌う，食事に時間がかかる，しゃぶり癖，排泄のしつけができない，ほかの子どもに乱暴する，ほかの子どもと遊べない。自分で歩きたがっているのを，遅くなるからと抱き上げると猛然と反抗する。食事も，早く食べさせようとすると皿などひっくり返したり大声で泣いたりする。

このような状態にある子どもの扱いは，親にとっては決して容易ではない。自信のない親や気の弱い親などが，子どもに振り回されるようになる。もちろんこういう問題のない子もいるが，多かれ少なかれ，1歳半〜2歳の子には見られることが多く，したがって親には毅然とした冷静さが要求され，子どもの激しさに，親の方まで激するようなことがないよう努めなければならない。

(3) 2〜3歳頃
① 成長発達の問題

この時期は乳児性と幼児性が併せ存在するともいえる時期で，「ませた感じ」と「赤ちゃんぽい」ところが同居している。例えばことばはぺらぺらかと思うと，排尿便は垂れ流しでまだおむつが取れないといった調子である。

2歳から3歳への年間増加量は体重約2kg，身長は約7cmで，細身化は正常な発達様式である。歯は3歳前後では上下10本ずつ，合計20本となる。

運動機能も向上し，速く走るようになったり，階段を一人で昇ったり，その場でぴょんぴょん跳ねたりすることもできる。

微細運動も発達し，指先の器用さも増して食事を手づかみで食べることは少なくなり，スプーンやフォークで食べるようになる。

言語発達は2語文3語文を話せる子どもが多くなり，知的発達も促進される。さらに自我の現れ，気質の現れなど，性格，情緒の発達も特徴的で，自己中心的な言動がめだつ。

② 栄養の問題

食欲にもむらが出てきて，食事にも気むずかしく好き嫌いがはっきりしてくる。概して嫌いなものとして野菜，肉類，魚類が挙げられ，菜っ葉類やピーマン，ネギなどは嫌いな子の方が多い。好きなものとしてはチョコレート，菓子類，各種ジュース類など，砂糖類の多い食品，さらにカレー，インスタントラーメンなどが挙げられ，虫歯や食欲不振の原因となりやすい。

偏食が極端で身体発育にも影響を及ぼすようであったり，広範囲の食品を嫌って，しかもそれが長期間続くような場合には，栄養士の指導を受けることも望まれる。

好き嫌いが多少あっても身体発育もよく元気であれば，与え方，調理の工夫，戸外運動を勧め，おなかがすくよう工夫する。生活リズムを整え，嫌いな食品は強制しない。周囲の者が皆でおいしそうに食べ，もし嫌いなものを少しでも食べれば，ほめて勇気づけ，自信を持たせるように心がける。

③ 生活の問題

　食事は一人でスプーンで食べるようにし，哺乳ビンは遅くても2歳ではやめ，コップで飲むようにする。時々まだ哺乳ビンを使用している例を見かけるが，大人の都合で使用している場合が多いように思われる。食事を食べないから，せめて栄養確保に牛乳だけは飲ませようという気持ちが強く，コップを用いる時にこぼれるのを嫌い哺乳ビンを使うようだ。1歳から6歳まで牛乳をいやがらないで飲めば，1日200〜400mlくらい与える方が，発育によい影響を及ぼす。しかし哺乳ビンを長期間使用すると，上の切歯4本が「哺乳ビン虫歯」になる恐れもある。

　排泄の自立も2歳〜2歳半頃には昼間のおむつが取れるようにしたい（Q&A8参照）。

　衣類の着脱も3歳頃になれば手伝ってやらせてみる。パンツや靴下を脱ぐことから始め，根気よく自立の練習をする。

　衛生習慣として，歯磨き，ブクブクうがい，手洗い，洗面なども，親が手本を示しながら，一緒に手伝いながら習慣づけしていく。

　疾病予防として予防接種を受けることや，体力増進として，戸外遊びや薄着の習慣などもつけていく。

　事故防止と安全教育という点から，運動しやすい服装で自由に運動させ，身のこなし方を覚えさせる。言語による理解も可能となるから，禁止すべき行為を教えていく。

　また「おはよう」「こんにちは」「いただきます」等々いろいろの挨拶も教え，基本的生活習慣の自立をはかるようにする。

④ 心理的な問題

　排尿便のしつけがうまくいかない，むら食い，自分で食べない，ことばがはっきりしない，我を張る，反抗，物を取り合う喧

嘩が多い，すぐに泣く，大声をたてる，しゃぶり癖などはこの年齢に起こりやすい問題である。

自己中心的な行動が多く見られ，所有欲の強いこの時期には，対人関係での対立や争いなどが多発する。自分の物は自分の物，人の物も自分の物という時代であるから，人の物を奪ってすぐに喧嘩となる。大人の言うことも素直には聞かない。いやだいやだの連発で我を張ったり反抗する。時には狂ったように大声でわめき，手がつけられないような様子を示す。でも，こういったことは生活経験の未熟な，成長期の過程に現れる行動で，心身の発達と，社会的経験を積むことにより，多くは自然に見られなくなる。

(4) 3～4歳頃

① 成長発達の問題

日本では1961年から3歳児健康診査として公的な健診が実施されてきたが，3歳は身体面，精神面に著明な発達を示す。

体つきは，以前はおなかがふくらんで赤ちゃん型であったのが，3歳過ぎるとおなかのふくらみもなくなり細身となる。筋肉，骨格も発達して，しまった体つきとなり，それに応じて運動機能も巧緻性，技巧的な面などが伸びる。スキップ，三輪車こぎ，ブランコこぎなどもできるようになり，そういう遊びに興味を感じると，ことばの発達とともにますます遊びは拡大され，体力増進や社会性の発達へとつながっていく。

3歳児健診で身体面については頭から足先までみるが，主な診察項目は次のような点である。体の大小（Kaup14.5～18.0〔p. 6～7参照〕），頭（大きさ，形，毛髪），顔（表情，顔色，反応），眼（斜視，眼振，視線の合い方），頸（リンパ節腫脹），皮膚（色つや，緊張弾力性，湿疹，色素異常，発疹），胸（心音，呼吸

音，胸部変形），腹部（形状，肝，脾腫，腫瘤，ヘルニア），泌尿生殖器（停留睾丸，包茎，ヘルニア），四肢（形態，O脚，X脚，反張膝）。その他姿勢はどうか，運動機能として歩き方，両足跳びはどうか。精神発達はアンケートで調べるか，部屋に入ってきた時の挨拶（ことばと動作），会話（名前と年齢を答えるか），体の部位（口や目などを指差すか），指示動作可能か（「口を開けて！」などの質問に適切に反応するか）なども考慮する。視覚，聴覚テストは自宅で行った調査用紙を吟味する。診察拒否をするもの，多動制止不能，視線が合わない，奇声を出す例や，自閉症，精神発達遅滞，情緒不安定，その他の発達障害など疑われる場合は心理相談も受ける。

　疾病異常では感染症が多いので，その予防に気をつける。さらに情緒面の発達から見て，情緒不安定，心因性疾患が増えてくることにも注意する。

② 栄養の問題

　摂食行動として，片方の手に茶碗，他方の手でスプーンが使える。4歳近くなると，こぼすことも少なくなり，ぎごちないが箸も使えるようになり，食事の自立が見られるようになる。

　好き嫌いもやや少なくなり，運動量の増加とともに，食欲のむらも減り，食事量が増える。

　食前の手洗い，食前食後の挨拶も身につけ，家族揃っての食事，友達との会食もできるようになる。

　市販菓子に関心と興味を持ち，他家で間食を取ったり，その回数も増え間食にかかわる問題が増えてくる。子どもに喜びを与え，精神生活を豊かにすることはよいが，食欲不振や虫歯の原因になりかねないので，その与え方には十分注意する（Q&A9参照）。

③ 生活の問題

　排泄，食事，睡眠，歯磨き，手洗いなどの衛生習慣，挨拶，衣類の着脱など基本的生活習慣も身についてくるが，家庭環境の影響などによって，乱れの見られる例もある。個人の生活はもちろん尊重されなければならないが，親の生活が影響してよいっぱりの朝寝坊や，夜食，おやつの食べすぎなどが続くと，子どもの身体的精神的な発達に悪影響を及ぼすことがある。

　子どもの健康増進を考え，早寝早起き，昼間十分戸外で遊ばせ，夜食による肥満や，間食による虫歯など避けるように努める。

　疾病予防と予防接種，事故防止と安全教育も日常の生活の中で行っていく。

④ 心理的な問題

　友達遊びや集団生活が本格化するが，集団生活になかなか入れなかったり，まだ自己中心的な行動が多いので，喧嘩や争いごとも多い。また，大人が抑えようとすると，ますます反抗し，乱暴したりする。わがまま，甘え，分離不安，小さい子をいじめる，時には無用な恐怖を強く示したり，爆発的な怒りによる衝動的な攻撃を見せたり，情緒不安定を示したりする。まだこの年齢ではがまんすることや，他人の立場を察したりすることは難しく，情緒の抑制力は弱い。周りの人々が，子どもの行動なり，気持ちをしっかり受け止めて，気持ちを静めることが大切である。大人への反抗も，たしなめても聞かず激しい時には，叱ったり抑えるよりも，一時的に無視の態度を取って，反抗が無益であることを教える。

(5) 4～6歳頃

① 成長発達の問題

　低身長，肥満に注意し，またリンパ系組織が発達する時期なので，扁桃肥大，アデノイド増殖，頸の周りのリンパ節腫大などに気をつける。扁桃肥大，アデノイド増殖，リンパ節腫大があっても，特別の症状がなければ，10歳過ぎれば自然に小さくなるので，そのまま様子を見ても構わない。特別の症状というと，扁桃炎にかかって何度も高熱を出すとか，いびき，鼻づまり，鼻汁分泌，咳が出る，さらにアデノイド増殖の場合には，口をポカンと開けているとか，耳の聞こえが悪くなる。4～6歳で以上のような症状があれば，耳鼻科でみてもらう (p. 194 参照)。リンパ節はこの年齢では一度はれると，なかなか小さくならないことが多いが，機嫌も良くエンドウマメくらいまでの大きさで，さわっても痛がらなければ，そのままにしておいて差し支えない。

　また，ことばによる意思の伝達もできるようになり，精神発達，情緒発達，運動発達も著しい。

　この年齢の大部分は幼稚園や保育園に行って，遊びを通し，あるいは友達や周囲の人々の影響を受けて，社会性を伸ばし，心身ともに健やかに伸びていく。

　最近虫歯の少なくなったことは喜ばしいが，6歳前後に生える6歳臼歯（第一大臼歯）が生えてから1年以内に虫歯にかかる率が高く，これが永久歯虫歯増加の大きな原因となっている。幼児期からの歯磨き，好ましい食習慣の確立が望まれる。

② 栄養の問題

　4，5歳ともなると，一定の食事時間で食事を取れるようになる。食欲も比較的一定になり，好き嫌いも少なくなって，食事のしつけも受け入れるようになる。欠食の習慣はないか，孤食をし

ていないか，おやつの食べすぎなどには注意する。また，幼稚園や保育園で，弁当や給食を通して家庭と異なった雰囲気で，友達と会食の楽しさを見出したり，偏食や食欲不振も集団の場で好転することも少なくない。食前の手洗い，食前食後の挨拶，食事中に歩き回らない，残さず食べること，食卓の用意，後片づけ，買い食い習慣をつけないことなど，食事のマナーは家族の者がきちんと守っていれば，特に教えなくても，4〜6歳頃になれば，子どもは一人で学び取る。

③ 生活の問題

基本的生活習慣は身についたか。幼稚園，保育園に行く頃になると，朝の身支度に時間がかかるとか，整理整頓がうまくできないという親の訴えは多い。「早くしなさい」「ちゃんと片づけなさい」と言わない母親はいないといわれるが，子どものやることを最後まで見守るゆとりが，親の方にもほしいものである。

生活習慣の自立，健康増進，疾病予防などに十分気をつけるが，「子どもの生活は遊び」ともいわれるぐらい，遊びは大切で，それなりに注意も必要となる。もっと遊んでいたい，テレビやビデオを見たいなどで，食事の時間がずれたり，眠くてもなかなか寝ようとしない。小学校に入学するまでは，食事中はテレビを見ないとか，ビデオを集中して見る時間は，1日合計2時間を超えないようにする。2時間以上見る習慣がつくと，小学校に入ってから，心の問題をいろいろ起こしやすいといわれる。

④ 心理的な問題

子育ての中で，赤ちゃんの頃は体や病気，栄養，睡眠，運動やことばの発達，しつけなどに関する問題が，親の心配として多く挙げられる。しかしこの年齢になってくると，知的発達，情緒の

問題，対人関係など，精神的，心理的問題が多くなってくる。

例えば，起きやすい問題として消極的態度，内気，落ち着きがない，気が散る，喧嘩，悪いことばを使う，乱暴，反抗，わがまま，調子に乗る，テレビばかり見る，不器用，絵や歌が下手，性への関心などが挙げられる。問題の種類はいろいろであるが，まだ幼くて，知能，情緒，社会性などの発達が未熟なこと，子どもに対する親や周囲の期待が大きすぎるのではないかということなど，問題行動と思われるものに対しては，いろいろ考えてみなければならない。

子どもは一人ひとり異なった存在であり，その子の持つ才能や能力の芽をいかにしたら伸ばすことができるかは個別に考えねばならない。「早熟」「おくて」「得意」「不得意」と，5〜6歳になるとかなりの個人差が出てくる。

性にかかわる質問をされたり，オナニーなどにどぎまぎする親もいるが，こうした問題は周囲ができるだけ冷静な態度で臨むことが望まれ，いたずらに問題児扱いするようなことがあってはならない。オナニーを盛んにする子どもの多くは，集団や家庭生活での適応を欠き，不適応な状態に陥っている。手持ち無沙汰な状態を改め，体を使って遊ばせ，気分転換，本人が喜んでする望ましい行動へ持っていくことが望まれる。

4歳5歳児は心身ともに伸びる時期であり，いけないことはたしなめるが，いいことをした時には，ほめて自信と喜びを持たせ，その中から積極的な望ましい行動を進んでするように育てることが大切である。

VI 母子保健サービスの活用

わが国には母子保健法(昭和40年〔1965年〕)や,児童福祉法(昭和22年〔1947年〕)が定められていて,母親の健康や子どもたちの健全育成が図られている。

保育所などは母子保健サービスとして,非常に活用されているが,その他にいろいろの公的,私的サービスがあるので,それらを活用しよう。

1) 母子保健法によるサービス

(1) 主に妊婦に対するもの

妊娠の届出をした者に対して,母子健康手帳が交付される。妊娠中毒症に対する医療費の公費による一部負担や,保健指導票による妊婦健診の診察相談料,あるいは妊婦精密検査料などの一部が公費負担される。また未熟児に対しては訪問指導を実施し,養育医療の給付が行われる。

妊娠中の健康診査や保健指導を受け,母親学級,両親学級などに出席することも大切である。

(2) 乳幼児の健康診査と保健指導(育児相談)

乳幼児の健康診査と保健指導(育児相談)は,都道府県や市町村によって,公的に行われるものと,医療機関によって私的に行われるものとがある。主に小児科医,歯科医,助産師,保健師,心理士,栄養士などにより行われる。

健康診査は,乳幼児の健康状態をみて,異常の早期発見,早期措置を目的として行われる。母子保健法によって3歳児の健康診査が定められており,このほか市町村では1歳6か月の健診,さ

らに 3〜4 か月, 6〜7 か月, 9〜10 か月頃の乳児に対しても, 公費による公的な健康診査が行われている地域がある。

医療機関でも 6 か月, 9 か月, 1 歳 6 か月の保健指導票があれば, その月齢は公費で健康相談が受けられるが, 6 か月, 9 か月, 1 歳 6 か月以外の月では有料で, 1 か月健診をはじめ, 親が不安を感じたり, 希望する時にはいつでも小児科で乳幼児健診に対応している。

保健指導（保健相談）は, 健康診査とともに行われ, 乳幼児の世話, 栄養, 心身の発達の特徴, 問題点などについて指導する。現在は一人ひとり個別指導, 個別相談が行われることが多いが, 離乳指導など集団で指導の行われる場合もある。

(3) その他の公費によるサービス

訪問指導ということでは, 未熟児訪問指導や新生児訪問指導も行われている。

公的な健康診査を受け, 精密な検査が必要と認められた乳幼児は, 委託医療機関での検査料の一部が公費負担される。

なお小児慢性特定疾患（悪性新生物, 慢性腎疾患, ぜんそく, 慢性心疾患, 内分泌疾患, 膠原病（こうげん）, 糖尿病, 先天性代謝異常, 血友病など血液疾患, 神経, 筋疾患, その他難病といわれるもの）に対しても, 公費で医療が受けられる。

身体障害児に対しても, 公費で医療が受けられたり, 補装具が支給されたりもする。

詳しくは住所地の区の保健所, 保健センターへ問い合わせる。

2) 児童福祉法によるサービス

児童福祉法によって, 児童福祉施設がいろいろ設けられ, その条件や基準が規定されている。福祉施設の主なものを表 1-5 に示

■表1-5 児童福祉施設

施設名	施設の概要
乳児院	満2歳以下の子どもを入院させて養育する施設。短期間母親が病気になった時になど，一時的に入院させることもできる。
母子寮（父子寮）	配偶者のいない母または父と，それぞれの子を入所させて，これらの者を保護することを目的とする施設。
保育所	母親が勤務していたり，家族では保育に欠ける乳幼児を，日々保護者の委託を受けて保育している施設。
養護施設	乳児を除いて，保護者のいない児童，虐待その他環境上養護を要する子どもを入所させ，これを養護することを目的とする施設。
精神薄弱児施設	精神薄弱児を入所させて保護し，独立自活に必要な知識技能を与える。
精神薄弱児通園施設	精神薄弱児を，日々保護者のもとから通園させて，これを保護し，独立自活に必要な知識技能を与える。
盲ろうあ児施設	盲児，ろうあ児を入所させ，これを保護するとともに，独立自活に必要な指導または援助をする。通園施設もある。
虚弱児施設	身体の虚弱な児童（ぜんそく児など）に適正な環境を与えて，その健康増進をはかることを目的とする施設。
肢体不自由児施設	上肢，下肢，体幹の機能に障害のある子を治療し，独立自活に必要な知識技能を与える。通園施設もある。
重症心身障害児施設	重度の精神薄弱および重度の肢体不自由が重複している子どもを入所させ，これを保護するとともに，治療および日常生活の指導をする。
情緒障害児短期治療施設	軽い情緒障害のある子どもを短期間入所または通園させ，情緒障害を治すことを目的とする。
児童厚生施設	児童遊園，児童館など子どもに健康な遊びを与えて，その健康を増進し，または情緒を豊かにすることを目的とする施設。

しておく。

3) その他の母子保健サービス

現在は核家族の増加, 少子化, 母親の育児不安増加などから, いろいろな家庭支援サービスが行われている。

子育てに関する相談機関として, 保健所, 保健センター, 医療機関, 児童相談所, 地域子ども家庭支援センター（地域によって名前は異なる), 児童館, 幼稚園・保育園における育児相談等々, 相談については電話で答えてくれるところも多い。

以上のほかにもいろいろな母子保健サービスが行われているが, 児童福祉施設のことや行政サービスについては, 住所区の保健, 福祉の担当課に問い合わせるのがよい。

■第2章■

脳の発達と行動発達

I 脳と神経の構造と機能

　脳や神経は，人間生活を営むに当たって，その中枢的役割を果たしている。また脳神経系の構造と機能は，乳幼児期にめざましい発達を示す。

　神経系は，中枢神経系と，それらと皮膚・感覚器・筋肉・腺などとを連絡する末梢神経系から成り立っている。中枢神経系は脳と脊髄に分けられ，末梢神経系は脳神経，脊髄神経，さらに自律神経から成り立っている（図2-1）。

1）中枢神経
（1）脳

　脳は大脳，小脳，脳幹の3つに分けられる（図2-2）。

① 大脳（終脳）

　左右の両半球から成り，脳梁（のうりょう）によって結ばれている。大脳表面は「大脳皮質（灰白質）」ともよばれ，神経細胞（ニューロン）

■図2-1 脳神経系の構造

```
                    ┌─ 大脳(皮質〔灰白質〕と白質)
              ┌─ 脳 ─┼─ 小脳
              │      │         ┌─ 間脳(視床・視床下部)
中枢神経系 ─┤      └─ 脳幹 ─┼─ 中脳
              │                 ├─ 橋
              │                 └─ 延髄
              └─ 脊髄

              ┌─ 脳神経   ┬─ 感覚神経
              │─ 脊髄神経 ┴─ 運動神経
末梢神経系 ─┤
              └─ 自律神経 ┬─ 交感神経
                           └─ 副交感神経
```

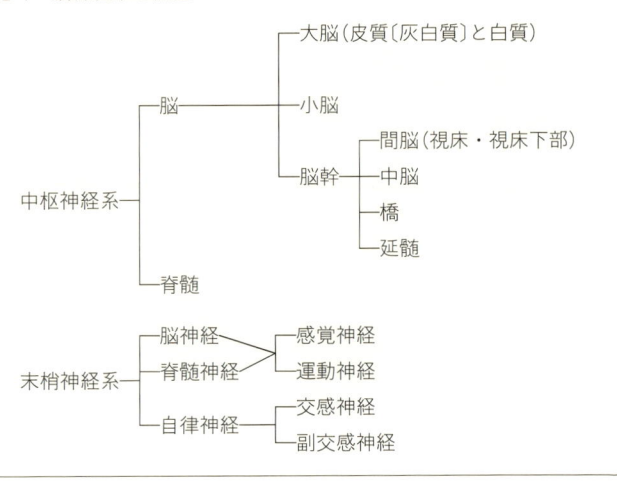

■図2-2 脳の構造（前後方向垂直断面）

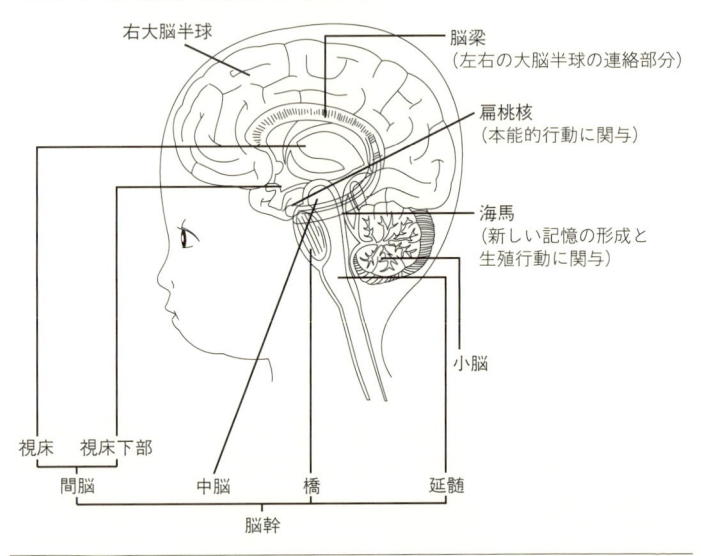

右大脳半球
脳梁（左右の大脳半球の連絡部分）
扁桃核（本能的行動に関与）
海馬（新しい記憶の形成と生殖行動に関与）
小脳
視床　視床下部 ― 間脳
中脳　橋　延髄
脳幹

■図 2-3　新皮質の役割（左の大脳半球）

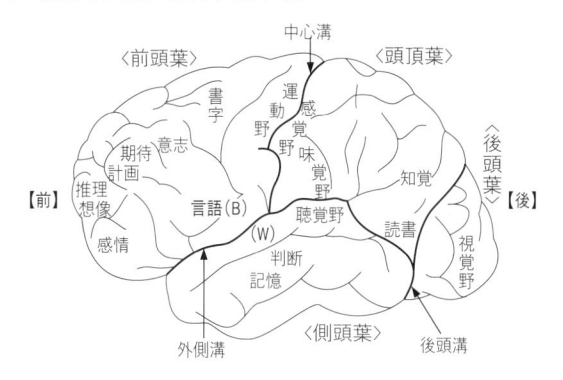

図中ラベル：中心溝、〈前頭葉〉、〈頭頂葉〉、書字、運動野、感覚野、味覚野、期待・計画、意志、〈後頭葉〉、推理・想像、言語（B）、知覚、【前】、聴覚野、読書、【後】、感情、（W）、判断・記憶、視覚野、外側溝、〈側頭葉〉、後頭溝

（B）ブローカの運動性言語中枢：ことばを話すのに必要な筋の運動を支配する。傷害されるとことばを理解できても話すことができない。

（W）ウェルニッケの感覚性言語中枢：聞いたことばを理解する中枢。傷害されると，ことばは聞こえても意味のあるものとして理解できない。

が一杯つまっている。神経細胞は，神経線維で互いに結ばれ，この神経線維束を「伝導路」というが，脳梁は，左右の大脳半球を結ぶ伝導路となっている。

　大脳皮質の外側は「新皮質」とよばれ，高度な知的運動をつかさどる。新皮質に包み込まれた部分，すなわち「大脳辺縁系」は古くから人間が持っていた皮質で「古皮質」ともいう。古皮質は食欲や性欲といった本能的な活動や，怒り，快感等の情動，記憶などと関係している。図 2-2 の扁桃核や海馬とよばれる部分は大脳辺縁系でこのような働きをしている。

　大脳皮質の内側は白くて神経線維が多く「白質」とよばれる。白質は伝導路として重要な役割を果たしている。

　大脳の外側には，中心溝，外側溝，後頭溝という大きな溝があ

り，これらの溝によって大脳半球は，前頭葉，頭頂葉，後頭葉，側頭葉の4つの部分に大きく分かれる。さらに細かな領野に分けられ，各領野における役割はまだ十分には解明されていないが，おおよその役割は，図2-3に示す通りである。中心溝の前にある前中心回には運動野が，中心溝の後ろにある後中心回には感覚野があり，視覚の中枢は後頭葉にある。

　右脳と左脳：大脳の左右の両半球は，同じ働きをすることもあり，異なった機能を分担していることもある。

　左右両半球の大脳皮質と，体中の器官，組織を結ぶ神経は，延髄で左右が交差しているため，右脳から出る指令は左半身に伝わり，左脳から出る指令は右半身に伝わる。したがって大脳半球のどちらかに異常が起こると，その反対側の半身に障害が現れる。

　左脳と右脳との機能の違いは次のような点でも見られる。

　左脳には主な言語中枢があり，言語の処理や論理的思考，推理，想像，計算などをつかさどり，右視野から入った情報の処理，右手足の運動などを支配している。

　右脳では一般的に物事を直感的に理解し，音楽や絵画などの認識，理解，感覚的な問題の解決が行われる。左視野から入った情報の処理，左手足の運動などを支配している。

② 小脳

　大脳におおわれたような格好で，重さは脳全体の約10％くらい。姿勢を保持し体のバランスや運動の反射をつかさどる。

③ 脳幹

　脳から大脳半球と小脳を除いた部分が脳幹である。末梢からの感覚神経や，脳からの運動神経の神経線維を通す部分で，間脳，中脳，橋（きょう），延髄の4つの部分から成り立っている（図2-1，2-2）。

　間脳：視床（ししょう）（体の各部から集まる情報の中継点）と視床下部（かぶ）

(自律神経系,内分泌機能,内臓機能などをコントロールし,体温や消化,睡眠なども調節する。性機能の中枢もここにある)から成り立っている。脳下垂体がその下についている。

　中脳:視覚,聴覚,筋肉などの反射に関係している。

　橋:小脳と大脳との連絡中継点として働き,また,呼吸のリズムや深さの調節にも関与している。

　延髄:脳と脊髄との連絡部分であるが,左脳からの神経線維と,右脳からの神経線維が延髄で交差している。呼吸や循環,発汗,排泄などを調節する生命維持に重要な中枢である。

(2) 脊髄

　脊髄は脳と身体各部を結ぶ神経線維の太い束であり,外界からの刺激が信号として脊髄を通って脳に伝わり,脳で発信された指示が脊髄で振り分けられ身体各部に送られたりと大きな神経伝達路となっている。

　また脳に代わって反射的な中枢ともなっている。緊急事態の時,例えば物が飛んでくると瞬間的にそれを避けたり,熱いものに触れると意識することなく手を離したりするのは,脊髄自体が脳の代わりに中枢として働き,体に反射運動を起こさせる働きをしているからである。

　脊髄では中心部に灰白質が,周辺部に白質が存在し,脳とは逆である。また脊髄の中では,中枢から末梢へ行く運動神経と,末梢から中枢へ行く感覚神経では,通路が異なっているので混線することはない。

2) 末梢神経
(1) 脳神経・脊髄神経・感覚神経・運動神経

　脳・脊髄と身体各部を連絡するのが末梢神経で,脳に出入りす

る脳神経と，脊髄に出入りする脊髄神経がある。

また，脳神経,脊髄神経それぞれに,末梢の刺激を中枢に伝える感覚神経と,中枢の指令を末梢に伝える運動神経がある(図2-1)。

脳神経のうち感覚神経には，嗅覚や視覚，聴覚，平衡感覚，触覚，味覚などをつかさどる神経があり，運動神経には，眼球や舌，咀嚼（そしゃく）筋や表情筋などを動かす神経がある。

脊髄神経は体のすみずみまで分布し，体中から感覚神経によって中枢に情報を集め，また中枢の脳からの指令は，「錐体路（すいたいろ）」とよばれる神経伝導路によって，小脳，脳幹を通り脊髄に送られている。脊髄で指令は整理され，運動神経によって，体の末端まで送られる。なお，大脳皮質から脊髄までの錐体路は延髄で交差している。

(2) 自律神経

末梢神経のうち，自律神経は内臓，血管，腺などに分布し，本人の意思に関係なく，時には反射的にこれらの機能を調節している。心臓が休みなく働き続けたり，食物を食べると胃腸が働いて消化吸収が行われるが，これらの働きは意思によって行われるものではなく，止めることもできないのは，そのためである。

自律神経には，交感神経と副交感神経の2種類がある（図2-1)。器官はこれら両方に支配されるが，両者の作用はほとんど正反対である。

交感神経が興奮すると，脈拍は速くなり，血管は収縮して血圧が高くなり，瞳孔は散大し，胃腸の運動や排尿は少なくなる。一方，副交感神経が興奮すると，脈拍は遅くなり，血管は拡張して血圧は低下し，胃腸の運動は活発化し，排尿は促進される。

交感神経の中枢は大脳皮質ではなく，脊髄の胸腰部に，副交感神経の中枢は脳幹にある。

II 脳と行動の発達

1) 脳の発達
(1) 肉眼的発達

　脳神経系は体組織のうちで最も早く発育する組織である。大脳半球は妊娠7週頃に形成されるが，8〜10週になると両半球は大脳縦裂を境として，正中部が互いに接するようになる。妊娠14週頃にシルヴィウス溝が，20週頃に中心溝，24〜27週頃になると中心前溝や中心後溝が認められる。成熟新生児の脳重量は約400gで，体重の約13％を占めている。成人の脳が1,300〜1,400g，体重の2％強であるのに比較すると，新生児の脳が極めて大きいことがわかる。新生児は各葉の区別は明瞭であるが，前頭葉，側頭葉の発達は未熟で弁蓋（側頭葉の一部分）は露出している（図2-4）。脳重は，出生後8か月で出生時の重さの約2倍になり，3歳で約3倍の1,000gになる。5歳で成人脳の約90％に達する（図2-5）。

　脳の水分量は出生時脳容量の約87％を占めるが，髄鞘（神経線維をおおう鞘）の形成とともに減少し，10歳前後でほぼ成人値の84％に達する。

(2) 神経突起の発達：髄鞘化とシナプス形成

　脳細胞は神経細胞とグリア細胞（神経膠細胞）の2種類からできており，脳細胞の数は140億個といわれている。このうち主に大脳皮質に存在する神経細胞の数は約4億個で，この数は成人も新生児も同様といわれている。新生児は神経線維の髄鞘化（髄鞘形成）も，樹状突起の発達も，シナプスの形成も成人に比較して著しく未熟である。樹状突起の一番長いものが軸索とよばれる部

■図 2-4　胎内における脳の発達（数字は週齢）

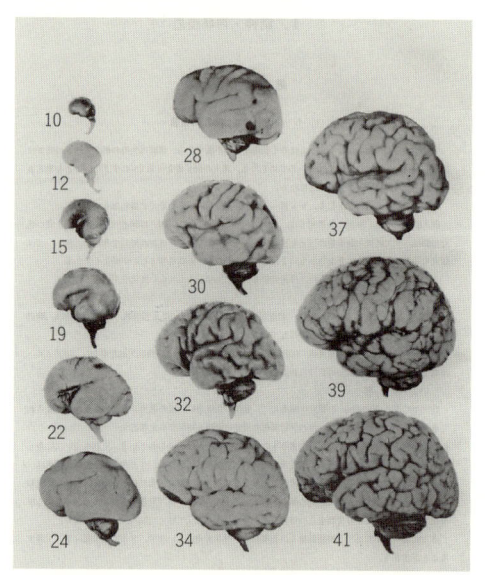

＊脳溝の形，深さを示すために髄膜は剝がしてある。

■図 2-5　成長に伴う頭囲と脳重の変化

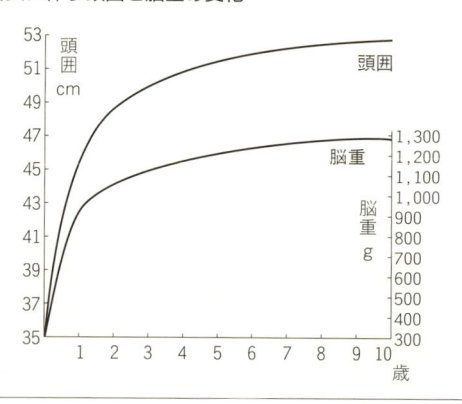

■図 2-6　運動ニューロンの構成

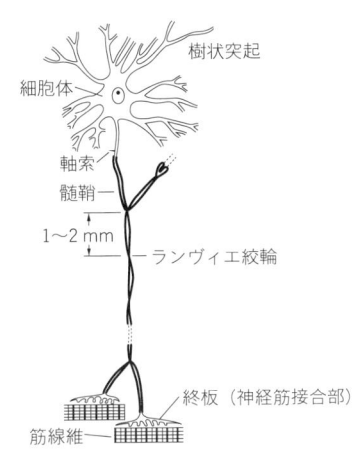

（図中ラベル：樹状突起／細胞体／軸索／髄鞘／1～2 mm／ランヴィエ絞輪／終板（神経筋接合部）／筋線維）

分で，神経線維の中心軸となっている。出生後まもなくの幼若な時期は，ほとんどの神経線維は軸索だけから成り，いわば裸の状態であるが，生後時間が経つにつれ，軸索の周囲を髄鞘が取り巻き，有髄線維となる。この髄鞘化が起こる時期は，脳の部位によってさまざまで一様ではない（図 2-6）。成長するにつれて，たくさんの樹状突起を伸ばし，シナプスと呼ばれる特殊構造物を形成して，近くの脳細胞との連携機能をしはじめる（図 2-7）。また神経線維は軸索の全周を髄鞘が取り囲み終わった時初めて効率のよい神経機能が働きだす。神経線維の髄鞘化とシナプス形成の過程の両者が，一般に「神経の発達」といわれている。

　髄鞘化は出生時には脊髄，脳幹の一部に認められるに過ぎないが，出生後，まず脳幹と小脳に髄鞘化が始まり，中脳，大脳皮質の順で，髄鞘化が進行していく。神経の髄鞘化は一般に下位中枢から高位中枢に向かって進んでいくが，その時期は大脳半球の各

■図2-7 シナプスと神経線維の発達

(a) ヒト大脳運動野（手の運動に関与する前中心回）
における神経細胞ネットワークの発達

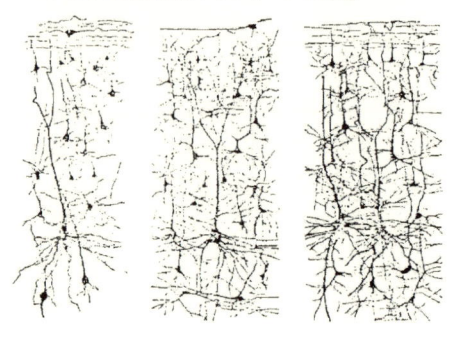

1. 生まれた時　2. 生後3か月　3. 生後15か月

(b) ヒト大脳運動野にある錐体神経細胞の樹状突起の
発達

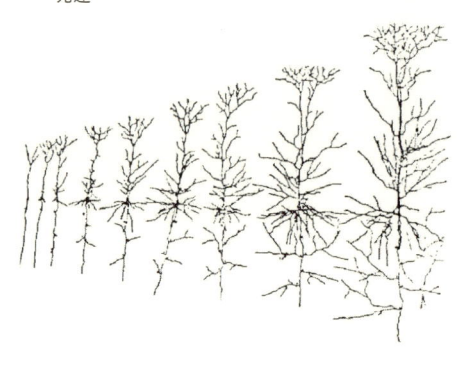

部位によって異なる。前頭葉，側頭葉など高位大脳機能をつかさどる部位は，20歳頃まで髄鞘化が続くといわれている。子どもの行動発達に基本的に関係する大脳皮質の部位の発達は3〜5歳頃までに完成する。神経の発達は反射および運動の発達レベルと

密接な関係がある。

(3) 脳の可塑性と敏感期

　これまでは脳の神経細胞の数は出生時以後成人に至るまでほとんど変わらないとされていた。ところが最近の動物実験の結果などにより，胎生期から乳児期にかけて脳細胞がやや過剰に産生され，アポトーシス（自然死）とよばれる現象によってかなりの割合の細胞が淘汰死滅すること，またシナプスも生後過剰に多量に形成されたのち，刺激，学習によって神経ネットワークの原型が形成されるに当たって，不必要なものが退化していくことが知られるようになった。このように外界の刺激によって脳の機能が変化することを「可塑性」といい，この可塑性が最も旺盛な時期を「敏感期」，あるいは「臨界期」とよぶ。臨界期の時期は視覚，運動，言語など機能により異なっている。

　神経細胞やシナプスの過剰発生とその消失という特異な現象が生後早期の発達過程でみられることには，どんな意義があるのだろうか。神経系のネットワーク形成に当たっては，多くの神経細胞の中から必要な神経細胞が選択され，それ以外の細胞が除外されることによって，まずネットワークの原型が形成される。さらに出生後の経験や刺激を通じて，それに適合するシナプスの形成が行われて，最終的なネットワークが完成すると考えられている。このことは，出生後の適切な刺激が，正常な神経系の発達を可能にするということを意味する。さらに乳幼児期では，神経細胞やシナプスが過剰に存在するため，入力に応じて脳がその機能を変える適応性が大きいことを意味する。子どもは適切な時期に適当な刺激を受け，学習を重ねることによって初めて適切な発達を遂げることができる。このことは子どもの発達を理解する上で非常に大切なことである。

2) 脳波の発達

　脳波はヒトの大脳機能の指標のひとつである。正常な子どもの覚醒時脳波の一般的特徴は，成人に比べて周波数が遅く，振幅は大きく，多少の左右差がみられることである。脳波の発達過程で重要なのは，年齢が進むにつれ，優位律動（周波数）が変化することである。すなわち乳児期の徐波（デルタ波，シータ波）中心から次第にアルファ波（8～12ヘルツ波）中心となり，後頭部アルファ波の周波数が10ヘルツに近づいていくことである。図2-8に脳波の周波数の年齢的変化を示した。一般に若年者ほど徐波が優勢で基礎波が不規則であり，ほぼ成人レベルの安定した脳波に移行するのは10～12歳以後である。

　子どもの覚醒時脳波の特徴をまとめると，①生後3か月：徐波のひとつであるデルタ波（3ヘルツ以下）が急激に減少。2歳以後デルタ波はみられなくなる。②3歳頃：アルファ波とシータ波（4～7ヘルツ波）がほぼ同量となる。以後，次第にアルファ波が増加。③8～9歳：アルファ波の中でも速い成分である10～12ヘルツのアルファ波の割合が増加し，10～12歳でほぼ成人と同じ波型となる。

　脳波は大脳機能をよく反映し，各種脳疾患，特に意識障害やてんかんでは，高率に脳波異常を示し，診断に役立つ。

3) 反射と行動発達

(1) 胎児期

　胎児の自発運動は胎生4～5か月頃から始まる。何かの刺激に対する反応性の動きも，緩徐な全体的な反応として，同じ頃からみられる。

　胎生6か月では，支持反応はまだみられず，7か月半になってやっと現れる。この頃の安静体位は，下肢を股関節で屈曲してあ

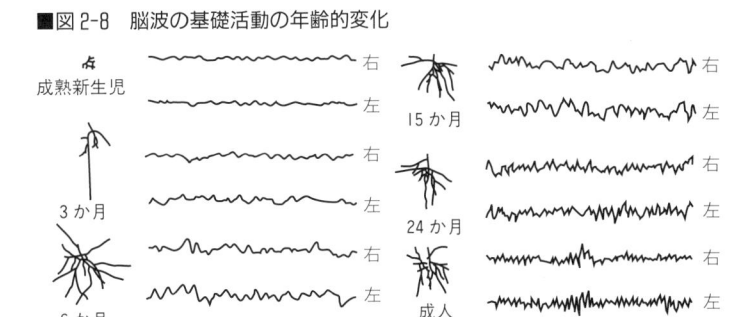

■図2-8　脳波の基礎活動の年齢的変化

*新生児期から24か月乳児までの成長に伴って，脳波の基礎波は急速に速波化して成人の脳波のパターンに近くなる。図の左端に，各時期の大脳皮質神経細胞の成熟過程を模式的に示した。乳児期大脳の機能的発達と形態的発達とがよく対応している。

ぐらをかいたように横に開いてカエルに似た姿勢をとる。

　胎生8か月では屈筋のトーヌス（筋緊張）が強まり，自動運動が現れ，この状態が出生時まで続く。

(2) 新生児期

　出生後，正常新生児では，機能的には「脳幹的存在」ともよばれ，脳幹の機能発達が先行し，脳皮質はまだ未熟な状態に留まっている。体幹，四肢の運動は，ただ常同的な動きに留まり，頸部，体幹では伸筋の，四肢筋では屈筋のトーヌスがより優勢である。また主に迷路が関与する迷路性姿勢反射は，新生児ではまだよく発達していない。ただ深頸筋姿勢反射の一種と見なされるモロー反射（後述）や，「人形の眼現象」とよばれる徴候がすでに認められる。

特に目立つのは，把握反射，乳探し反射，吸啜反射（きゅうてつ），逃避反応，あるいは自動歩行などの協調運動，あるいは原始反射が，新生児に明瞭にみられることである。しかし，視覚，聴覚，痛覚などの刺激に対する反応はまだ緩慢で，潜時（潜伏期間）が長く，本来の意味の対象物認知はまだできない。

(3) 乳児期

生後の新生児期から3か月までの間に，いくつかの原始反射はみられなくなっていく。例えば，モロー反射，緊張性頸反射，把握反射，支持反応などがそれである。これに対して生理的に必要な反射，例えば吸啜反射，歩行反射などは，なお存続する（図2-9）。

その後成長して乳児期の後半になるにつれて，大脳皮質の発達が進んでくる。その結果かなり感情的要素を伴う条件反射がみられるようになるとともに，意識的随意運動，手先の運動ができるようになる。感情表現，感情の体験もより豊かになる。

6か月になると，明らかに大脳皮質がその行動に関与するようになる。しかしまだ随意運動はごく不十分な段階に留まっている。言語理解もまだできない。

1歳では，かなり目立った発達の転機がある。つまり支えなしにひとり歩きができ，ことばを覚える。原始反射はほとんど姿を消す。視力，聴覚的位置づけ，位置感覚が著しく進歩する。顔の表情はより豊かに，より分化する。こういった機能の発達は，おそらく大脳の連合領野の発達，および神経細胞の発達とよく符合するように思われる。

(4) 幼児期

2歳になると，いわゆる乳児期は終りを告げる。運動はより速

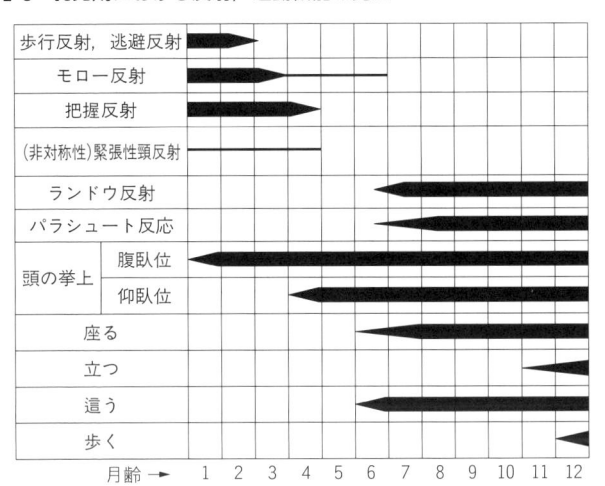

■図2-9 乳児期における反射，運動機能の発達

反射・運動	出現・消失時期
歩行反射，逃避反射	1〜2か月
モロー反射	1〜4か月（低頻度〜6か月）
把握反射	1〜4か月
(非対称性)緊張性頸反射	1〜4か月
ランドウ反射	6〜12か月
パラシュート反応	7〜12か月
頭の挙上 腹臥位	2〜12か月
頭の挙上 仰臥位	5〜12か月
座る	6〜12か月
立つ	9〜12か月
這う	8〜12か月
歩く	12か月〜

＊太い線は，それぞれの現象が高率（50〜100％）に認められる時期，細い線は，低頻度に認められる時期を示す。

く，より微細になり，体の平衡機能，姿勢の保持がより確実になってくる。有害因子に対する防禦反応，逃避反応，排尿，排便のコントロールという新しい機能も，初めて発達してくる。ことばがよくわかるようになり，単語の散発あるいは羅列だけでなく，助詞によって単語を結び付けられるようになるので，会話的になり，他人との意思の疎通がより密接になってくる。精神的にも理性的人間の存在に必要なあらゆる要素の芽生えが見られるようになる。

(5) 代表的な原始反射の具体例

　新生児・乳児期に一過性に現れ，成長とともに消失する反射を

■図2-10　モロー反射

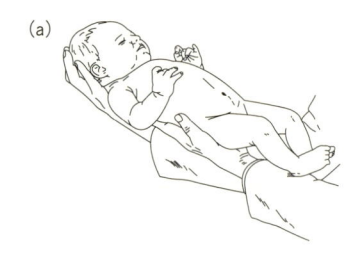

(a) 大人の手で安定した姿勢で抱かれている。首と背中が同一線上にある。

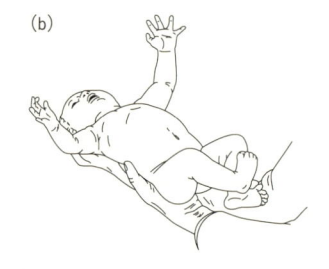

(b) 首を支えた手を急にはなし，首が急に落下（後屈）すると同時に，乳児は両上肢を振り上げ，両下肢を屈曲する。この反射運動をモロー反射とよぶ。

「原始反射」という。各種あるが，下記はその代表的なものである。

① モロー反射

　モロー反射は生後から3か月目頃まで正常に存在する。次の2か月間は反射は現れるとしても不完全な形であって，6か月以後になると完全に消失する。

　モロー反射は，実際上身体の驚愕反応であり，大きな音，突然の体移動，ベッドへの衝撃などの刺激によって，誘発することができる。反応は四肢の外転・伸展と，指の伸展・開扇現象から成る。ただ，人差し指と親指の末節は屈曲する。続いて四肢の屈曲・内転が起こる。不全型では，上肢の伸展・外転，あるいは下肢のふるえだけのことがある（図2-10）。

② 吸啜反射

　吸啜反射は出生直後から正常に存在し，生後1歳までは存続する。口唇あるいは口角に近い頬をさわるか，軽くこすると，乳児

は口を開き，舌および口唇の吸啜運動をする。

③ 乳探し反射

なめらかな布で乳児の頬をさわると，口を開き，あたかも乳房を求めるかのように刺激の方に向く。この反応は吸啜反射に類似しているが，より不定である。

④ その他の原始反射

以下に名称だけ列記しておく。

把握反射，緊張性頸反射，ランドウ反射，交差性伸展反射，側弯反射，パラシュート反応，自動歩行，バビンスキー反射，などがある。

4）感覚機能

(1) 味覚・嗅覚

味覚は，新生児の感覚機能の中では比較的早く発達する。

嗅覚は生まれた時にすでに存在する。アンモニア，酢酸などに対して反応する。

(2) 視覚

生まれた直後でもすでに対光反射は存在し，羞明（強い光を眼に当てるとまぶたを閉じる）はあるが視力はない。生後2か月で動くものを目で追う。色に対する感覚の発達は遅い。生後2～3か月で色に対して注意を向けるようになるが，生後4～5か月で色調の差を区別する。乳児の色感は暖色（赤に近い色）から目覚め，寒色（紫に近い色）に対する色感はやや遅れる。色そのものを正確に認知するのは2～3年後である。

新生児，乳児の水晶体は強く突出して＋Dないし＋3D程度の

遠視状態にある（D は dioptrics〔レンズの屈折率を示す単位〕）。調節機能も生後2か月頃までは不完全で，しばしば斜視を呈する。

(3) 聴覚

音に対する感覚は生まれるかなり前（胎内）から存在する。新生児は，突然の音にビクッとし，まぶたをギュッと閉じる。1か月では，泣いているとき，声をかけると泣き止む。2か月では話しかけると，アー，ウーと声を出して喜ぶ。音のする方向に頭を向けるのは3か月になってからである。

(4) 皮膚感覚

皮膚感覚には触覚，温覚，冷覚，圧覚，痛覚などがある。いずれも出生直後に存在はするが鈍感で，生後外界に接するにおよんで速やかに発達しはじめ，ほぼ1年で完成される。

5) 精神機能発育

(1) 知能の発達

注意力：生後1〜2か月で電灯をぼんやり見ており，鈴やオルゴールの音で静かになる。生後3か月頃から物を見つめる。5か月になると見つめたものを好む時はそれに手を出してつかむ。6か月頃には母親の顔がわかるようになる。8〜9か月では片手に1つのものをつかみ，他方の手でも他のものをつかんで両手に持てるようになる。これは注意力を左右2つに分ける能力がでてきたことを示す。

記憶力：一度経験したことを思い出すことが生後2〜3か月からみられる。6か月以後は記憶力は急速に発達する。

模倣力：物まねや芸をすることは，人のことばや様子の理解，記憶の思い出し，手足その他身体の運動などの共同動作ができる

ようになったことを示す。

　知能指数：ウェクスラー法，田中ビネー法，ゲゼル法などが知能指数（IQ）の測定に用いられる。乳幼児では遠城寺法，津守・稲毛法などで発達検査を行う。IQ は次のようにして算出される。

$$IQ = \frac{知能年齢（月齢）}{生活年齢（月齢）} \times 100$$

(2) 言語の発達

　新生児期および乳児期には言語による意志や感情の表現はないといっていい。生後 1 か月半頃から機嫌のよい時などに咽頭音の発生がみられ，2～3 か月から意味のない発語，すなわち喃語を発し，6～8 か月頃になると模倣音が出てくる。10 か月頃に至ってようやく言語として解される発語が身振りとともにみられる。1 歳で意味のある言語「うまうま」を発する。

　2 歳では動詞や形容詞が発語に加わり，自分の名前が言え，3 歳になると接続詞が現れ言語数が 200～900 に及ぶ。

　5 歳では年齢，住所，両親の名が言え，言語が文の形をして自分の考えを言語で表現し，大人と言語による交渉ができるようになる。

(3) 感情および情緒の発達

　図 2-11 に，感情と情緒の発達に関する全体像を示した。

　感情（情緒）の発達の順序：生まれた時には感情の表現は単に興奮という漠然としたものであるが，生後 3 か月頃には快と不快，すなわち喜び，悲しみ，苦しみが出現し，6 か月頃には悲しみ苦しみのほかに怒り，恐怖などがみえはじめ，1 歳頃には喜びのほかに得意さ，愛情心も生まれはじめる。このようにして 5 歳

■図 2-11　感情および情緒の発達

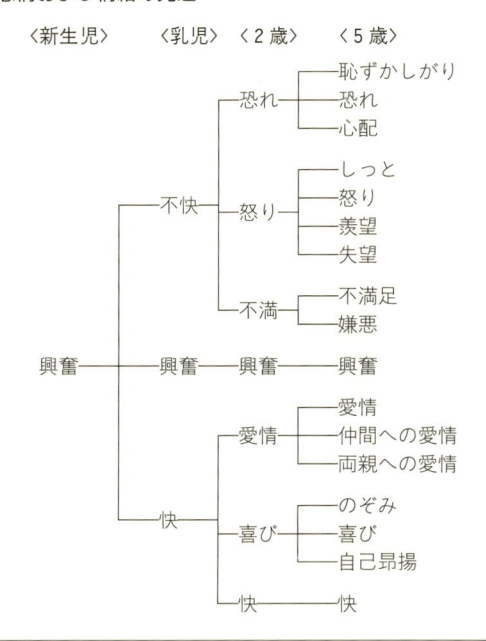

```
       〈新生児〉   〈乳児〉   〈2歳〉     〈5歳〉
                              ┌─恐れ──┬─恥ずかしがり
                              │        ├─恐れ
                              │        └─心配
                              │        ┌─しっと
                      ┌─不快─┼─怒り──┼─怒り
                      │      │        ├─羨望
                      │      │        └─失望
                      │      │        ┌─不満足
                      │      └─不満──┴─嫌悪
       興奮────興奮────興奮────興奮
                      │      ┌─愛情──┬─愛情
                      │      │        ├─仲間への愛情
                      │      │        └─両親への愛情
                      └─快──┤        ┌─のぞみ
                             ├─喜び──┼─喜び
                             │        └─自己昂揚
                             └─快────快
```

児では 20 に近い感情，情緒の分化をきたす。

　不快感：快，不快の感情ではおそらく不快の方が最初に現れるものと思われる。空腹の時に泣くのは不快感を訴えているとみられ，この不快感はすでに新生児期に始まっているといえる。不快の感じは次第に分化し，生後 4〜5 か月では怒りの感情となって強く泣くようになり，6 か月頃には怒りの表情が出てくる。恐れの感じも生後 6 か月頃から現れはじめ，強い聞きなれない音や，体の支えが不安定になった時などに示す。

　快感：快の感情は不快の感情の分化より少し遅れて表現される。新生児期の最初の快感は乳を十分に飲んだ時の満腹感，ほど

よい温度の入浴などに感ずる満足感であろう。この快感は心持ちよい顔の表現や微笑となり、さらに声の出る笑いと進んでいく。生後2～3か月から喜びの表情が加わり、4か月頃には声を出して笑うようになり、6か月以降には手足の運動を加えて表現するようになる。

(4) 運動の発達

　新生児期は反射的なでたらめ運動、生後2か月では腹這いで頭をわずかに上げる。3か月で首がすわり、指に触れたものをつかむようになる。5か月では手を出して物をつかむ。6か月で寝がえり、7か月でおすわり、8か月で這う。10か月つかまり立ち、12か月ひとり立ち、14か月でひとり歩きが可能となる。

　1歳6か月～2歳で走る、椅子にのぼる、腰かける。また後ろ向きに歩けるようになり、手を引かれて階段を昇降する。

　2歳ではひとりで階段を昇降し、ボールを蹴る。ボタン、ビンの栓をはめる。

　3歳では足を交互に踏み出して階段を昇る。水の入ったコップを持って歩く。ひとりで靴をはく。箸や鋏を使う。円や四角をまねて書く。

　4歳では走り幅とび、立ち幅とび、スキップ、ボールのうわ手投げができる。三輪車を乗りまわし、音楽に合わせてダンスができる。全身をいろいろに動かし、体の平衡を上手に保つ。

　5歳では着物の着脱、紐結び、鋏切り、糊はりなど指先や手を動かす補助筋肉が発達して上手になってくる。きき手がはっきりしてくる。

(5) 社会性の発達

　生後1か月頃にはあやされると反応を示すようになり、2か月

では微笑,喃語でこたえる。5か月では親しみのある顔と怒った顔の区別ができ,6か月頃には母親の顔がわかり,8〜9か月では他人の注意をひこうとする。10〜11か月では驚いた時などに大人の方を向いて知らせる。

1歳を過ぎると大人の簡単な要求,命令を理解して実行できるようになる。

2〜3歳頃には社会性の発達が急速に進んでくると同時に,強く自己中心的になり,また強く反抗的(第1反抗期ともいうべき時期)になる。自分を指す代名詞が多くなり,自分のものも他人のものもすべて自分のものにしようとするようになる。

4歳頃には反抗性が弱まって次第に大人の生活に適応していくようになり,またいろんなことに疑問を持つようになってよく質問する。遊び仲間を求めて近所に出歩く。活発な想像力で人形遊びをする。

5歳頃になると友達に対してねたみ,競争心が出てくるが,同時に自分の欲望を抑えて他人に譲る態度もみられるようになり,自他の持ち物をよく区別する。

(6) 精神の発達

新生児期:手足のでたらめな運動があり,差別のない泣き方をする。沐浴,哺乳以外はほとんど眠ったり泣いたりしている。

1か月:哺乳を中断すると口で探し,泣き声に区別が出はじめ,あやされると静かになる。電灯をぼんやり見はじめる。

2か月:動くもの,遠ざかるものを目で追いはじめる。あやすと微笑し,また喃語で答えるようになる。

3か月:首がすわる。音の方向に頭を向ける。オモチャを持たせると少しの間は持っている。

4か月:色調に興味が出はじめる。無色,白色より赤い色によ

■表2-1　乳児の発育史

主要症状	月齢
笑う	2か月
首がすわる	3か月
オモチャに自ら手を出す	5か月
座る	6〜7か月
母親の顔がわかる	6〜7か月
歯が生える	7か月
這う	8か月
つかまり立ち	10か月
うまうまを言う	12か月
ひとり歩き	14か月

り強く反応する。オモチャが指に触れるとつかみ，それを観察し，いじりまわす。声を出して笑う。

　5か月：オモチャをみせると手を出してつかみ，持っているオモチャを取ろうとしても抵抗を示す。愛情のある顔と怒った顔を判別して異なった反応を示す。

　6か月：寝がえりをする。ちょっと支えてやるとおすわりができる。オモチャをかくすと探す。相手がいなくなると探す。自分の名前を呼ばれて反応を示す。

　7か月：ひとりでおすわりができる。母親の顔がわかる。ものを2コ両手に持って振り回す。時計，ラジオ，テレビなどがわかりはじめる。

　8〜9か月：這う。つかまり立ちをはじめる。見知らぬ人をいやがる。大人の注意をひこうと呼びかける。動作や表情などでいろいろなまねを覚えはじめる。叱られると不快な感情を出し，時にはベソをかく。気に入らないことがあるとかんしゃくを起こす。名前を呼ぶとその方を向く。

10〜11か月：ささえにつかまって立ち，歩きはじめる。いろんな芸当を覚える。驚いた時には大人の方を見て目で話しかける。手を出すと抱かれようと飛び込んできて，抱けば戸外を指さして行くようにせがむ。

12か月：「うまうま」を言う。手をひかれて歩く。階段を這いあがる。動物に興味が強くなる。

14か月：ひとりで歩く。極めて簡単な命令を実行できる。芸当の数が増し，得意になって繰り返す。

乳児期の知能・運動機能の標準的な発育の状態を表2-1に示すが個人差も多い。

III 精神神経系の病気

子どもの精神神経系の病気はいろいろあるが，ここでは乳幼児に日常比較的多くみられる，熱性けいれん，憤怒(ふんぬ)けいれん，てんかん，脳性麻痺，その他軽度発達障害などについて述べる。

1）けいれん性の病気

子どもがけいれんを起こす場合，いろいろな原因が考えられるが，臨床的に多くみられるのは，熱性けいれん，憤怒けいれん，てんかんなどである。

(1) 熱性けいれん

小児の5％前後に熱性けいれんがみられる。感冒などの感染症にかかり，38℃以上急に熱が上がる際，けいれん（ひきつけ）を起こす。乳児期後半から，3〜4歳頃までに見られることが多く，予後は一般に良好である。就学前になれば高熱が出てもあま

りひきつけなくなる。けいれん自体のために知能障害を残すことはまずない。しかし熱性けいれんを年に何回も起こしている場合には，てんかんとの鑑別が大切である。

けいれんを起こした場合に最も大切なことは，手などを押さえて安静にすることである。以前は舌を嚙まないようにガーゼを巻いたスプーンなどを口に入れたが，舌を嚙むことはほとんどないので今は入れない。

たいていの場合，3，4分以内でけいれんはおさまるが，おさまったあと，けいれんの原因が何であったか受診して確かめておく必要がある。5分以上けいれんが続く場合は救急車で病院に急ぐ。

治療あるいは予防として，抗けいれん剤や，解熱剤の用いられることが多い。

(2) 憤怒けいれん

憤怒けいれんは，「泣き入りひきつけ」とか「息止め発作」ともいわれる。この発作は6か月～1歳半頃の早期小児期に比較的多くみられる。

激しく泣いた時，あるいは急に驚いたり，興奮をした時に，しばらく呼吸を止め（呼気状態で），顔色はチアノーゼ，一過性の意識障害，脱力，あるいは手足をかたくして，ひきつけのような状態になる。

発作の症状は大体1分以内におさまり，脳波に異常は認められず予後は良い。

治療としては特になにも必要なく，周りの家族に行きすぎた不安を除去するよう，心理的配慮が大切となる。(Q & A 21も参照)

■表 2-2　てんかん，てんかん症候群および発作性関連疾患の分類(1989)

1. 局在関連性（焦点性，局在性，部分性）てんかんおよび症候群
    ① 特発性（年齢に関連して発病する）
    ② 症候性
    ③ 潜因性

2. 全般てんかんおよび症候群
    ① 特発性（年齢に関連して発病する）
    ② 潜因性あるいは症候性
    ③ 症候性
        (a) 非特異病因
        (b) 特異症候群

3. 局在関連性か全般性か決定できないてんかんおよび症候群
    ① 全般てんかんと焦点発作を併有するてんかん
    ② 明確な全般性あるいは焦点性のいずれかの特徴をも欠くてんかん

4. 特殊症候群
    ① 状況関連性発作（機会発作）

(3) てんかん

① 定義

　てんかんは，脳神経細胞の過剰な発射によって引き起こされる反復性発作を主徴とする慢性脳性疾患で，ほかにさまざまな臨床症状，特有な検査所見を伴う。発作の症状は，過剰な電気活動が起こる病巣（てんかん病巣）が脳内のどの部位に存在するかによって異なり，運動症状，感覚症状，自律神経症状，精神症状，意識障害などさまざまであるが，ある個人でみると，発作症状はほぼ固定して，同じ症状の発作が種々の間隔をおいて繰り返し起こる。発作の持続時間は数秒から数分，時には数十分とさまざまであるが，このような発作が特にこれといったきっかけ（誘因）なく，自然に発生するのが特徴である。

以上からもわかるように，てんかんは単一の疾患ではなく，原因，症状，予後を異にする種々の疾患群に対する総称である。

② 分類

原因，発作型，検査所見などによって，表2-2のように分類される。まず発作型によって，部分発作を持つ局在関連性てんかんと全般発作を持つ全般てんかんとに2大別する。次に，その各々について病因の検索を行い，病因が明らかでない特発性てんかん，明らかな病因を持つ症候性てんかん，症候性と思われるが病因を特定できない潜因性てんかんのいずれかに分類する。

③ 頻度，発病年齢

発生率は全人口のほぼ1％。発生率は年齢によって異なり，小児期が高く，てんかん患者の4分の3は15歳までに発病する。男子にやや多いが，性差はほとんどないといってよい。

④ 診断のキー

平常健康な人が，特に誘因なく突然意識を失って倒れたり，四肢をけいれんしたり，異常行動を始めたりしたあと，短時間（1〜2分）でおさまり，平常状態に復帰するような場合に，てんかんを疑う。もし同様発作が再発する場合は，疑いが濃厚になる。診断の確定には，脳波検査を含む神経学的検査が必要である。

⑤ 治療，予後

治療は抗てんかん剤を長期間内服する。もし3〜5年間発作の再発をみなくなったら，服薬を中止してもよい。治療成績は全般に良好で，6〜7割の例で発作はコントロールされ，一部には自然に治癒する例もある。しかし1〜2割の例では薬効がなく，難

治性てんかんとよばれる。これら難治例に対して脳外科手術がまれならず著効を発揮する。

てんかんには知的障害, 行動障害を伴うことがまれではないが, 正常の人も多い。

2) 脳性麻痺

(1) 定義

厚生省研究班定義 (1968) によると「脳性麻痺とは受胎から新生児 (生後4週以内) までの間に生じた脳の非進行性病変に基づく, 永続的なしかし変化しうる運動および姿勢の異常である。その症状は2歳までに発現する。進行性疾患や一過性の運動障害, または成長とともに正常化すると予測されるような運動発達のおくれは含めない。端的に言えば, 脳性麻痺は運動と姿勢の異常である。

(2) 原因

脳性麻痺は1つの疾患名ではなく, あくまで状態像であり, 原因は様々である。胎児期には, 脳形成異常, 脳血管障害, 低酸素症, 体内感染症など, 周生期・新生児期には低酸素症, 脳血管障害, 中枢神経系感染症, 低血糖症, 高ビリルビン血症などがある。新生児仮死による低酸素性虚血性脳症や, 低出生体重児に多い脳室周囲白質軟化症が原因として多い。なお, 染色体異常や先天代謝異常による運動障害は, 基礎疾患の診断が確定したら脳性麻痺には含めない。近年はMRIなどの画像診断が進歩したために, 従来不明であった原因疾患, 特に脳形成異常などの診断が生前につくようになってきたが, 原因不明といわざるを得ない患者もまだ多い。

(3) 分類
① 麻痺の分布による分類
　四肢麻痺（四肢いずれにも同程度に麻痺が認められるもの），両麻痺（両下肢に比較して両上肢の麻痺がずっと弱い場合），対麻痺（両下肢に麻痺が存在するが両上肢には麻痺を認めない場合），片麻痺（右半身か左半身かだけの麻痺），重複片麻痺（片麻痺が左右に存在するもの），その他に分類される。

② 筋緊張異常の種類による分類
　痙直型：筋肉がつっぱり，動きが少なく，関節可動域（関節を屈伸できる角度）や被動性（他人が手足を曲げ伸ばししようとした時の動かしやすさ）は低下する。脳性麻痺の大部分はこの型である。
　アテトーゼ型：不随意運動が前面に出るもので，特に四肢の末端部分や顔面に出やすい。四肢では手足をゆっくりくねらせ，踊るような大きな動きがみられることもある（舞踏アテトーゼ）。
　低緊張型：関節可動域が広く，被動性も亢進し，筋肉自体も柔らかい。
　失調型：低緊張に加えて，運動時のバランス不良や四肢のふるえなどを認める。

(4) 治療
　診断がつき次第，リハビリテーションによる機能訓練を，早く開始し，長期継続する。関節拘縮，変形に対しては，補装具装着，整形外科的手術を行う。

3) その他
　脳炎，髄膜炎，脳腫瘍，起立性調節障害症（立ちくらみといわ

■表 2-3　乳幼児の軽度発達障害につながる問題点

1. ことばが遅い，会話になりにくい	8. ひとり遊びを好み，友達と遊べない
2. じっとしていない，落ち着きがない	9. 手先が不器用，片足立ちやスキップなども下手
3. パニック，かんしゃくを起こしやすい	10. 親から離れにくい，逆に親がいなくても平気
4. 乱暴，動物をいじめる	11. 極端な偏食，あるいは食物でない物を食べる
5. 聞き分けがない，指示が入りにくい	12. 集団行動や学校生活に不適応
6. 目が合わない，呼んでも無視する	13. コミュニケーション障害，社会性障害
7. こだわりが強い，不安が強い，場慣れが悪い	

れるもので自律神経の失調が原因で起こる）なども，子どもの精神・神経系疾患として挙げられるが，これらに対しては医学的治療が主に行われる。

　小児心身症は最近では小さな子どもにもみられる（Q&A21 参照）。

　また注意欠陥／多動性障害（ADHD），学習障害（LD），高機能広汎性発達障害（HFPDD），軽度知的障害（MR）のような軽度発達障害が問題になっているが，第1巻を参照してほしい。

　なお，この軽度発達障害は乳幼児の場合，表 2-3 のような問題点が生じて気づかれることが多い。しかし精神面，運動面，乳幼児ではまだ発達途上にあり，個人差も多くいわゆる晩生（おくて）の場合には異常か正常か判断しにくい場合も多い。注意して観察しなければならない。

■第 3 章■

事故と応急手当

I 事故の種類と頻度

1) 子どもの事故防止の重要性

　子どもの事故は 0 歳を除く死因順位の第 1 位を占め，子どもたちの健全育成を妨げる最大の要因となっている。しかし，最近の研究によると，事故は保護者や社会の気配りによって大部分が防止可能とされる。

　小さな子どもの事故は発達と密接な関連を持っており，子どもの発達の理解とその時期に多い事故を知って，少し早めの対応を行うことが大切である。保護者や子どもにかかわる職員はこのことを十分に理解しておく必要がある。

2) 事故の種類と頻度

　事故の傷害の程度により，死亡事故，入院を要する事故，外来受診事故などに分けられる。また，これらの関係は新聞に出るような死亡事故 1 件に対して入院事故は 35 件，外来事故は 2,600 件，家庭手当は 10 万件，特に応急手当をせず様子をみた事故は

■図3-1 事故の氷山図（1〜4歳）

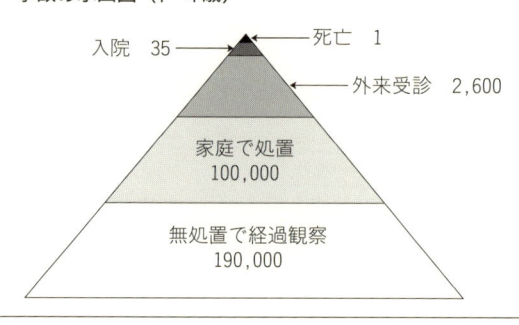

死亡　1
入院　35
外来受診　2,600
家庭で処置　100,000
無処置で経過観察　190,000

■表3-1 不慮の事故の死因順位（平成14年）

	第1位		第2位		第3位		第4位		第5位	
年齢	死因	死亡数(%)	死因	死亡数(%)	死因	死亡数(%)	死因	死亡数(%)	死因	死亡数(%)
0歳	窒息	119 (71.3)	交通事故	16 (9.6)	溺水	10 (6.0)	転倒・転落	9 (5.4)	その他の不慮の事故	9 (5.4)
1〜4歳	交通事故	101 (34.5)	溺水	90 (30.7)	窒息	42 (14.3)	転倒・転落	32 (10.9)	火災	21 (7.2)
5〜9歳	交通事故	158 (57.0)	溺水	46 (16.6)	火災	32 (11.6)	窒息	20 (7.2)	転倒・転落	9 (3.2)
10〜14歳	交通事故	91 (52.3)	溺水	31 (17.8)	窒息	17 (9.8)	火災	17 (9.8)	転倒・転落	10 (5.7)

19万件になると考えられている。医療機関を受診する事故は年間3人に1人または4人に1人で，多くの子どもが事故にあっている（図3-1参照）。

死亡事故の頻度は年齢により異なり，0歳では窒息事故が最も多く（71.3％），次いで交通事故（9.6％），溺水事故（6.0％）の順である。1〜4歳では交通事故（34.5％），が最も多く次いで溺

■表3-2 年齢別事故内容

	第1位	第2位	第3位	第4位	第5位	第6位	第7位	第8位	第9位	第10位
全体	転倒 (28.7)	転落 (19.5)	衝突 (16.4)	熱傷 (9.0)	異物誤飲 (8.7)	交通事故 (5.7)	はさむ (5.7)	溺水 (0.3)	窒息 (0.3)	その他 (18.9)
0歳	異物誤飲 (22.9)	転落 (19.0)	転倒 (17.5)	熱傷 (15.2)	衝突 (10.6)	交通事故 (4.9)	はさむ (4.0)	窒息 (0.5)	溺水 (0.4)	その他 (14.1)
1歳	転倒 (28.5)	転落 (22.3)	衝突 (15.6)	熱傷 (12.1)	異物誤飲 (10.2)	はさむ (5.2)	交通事故 (3.6)	溺水 (0.5)	窒息 (0.3)	その他 (15.4)
2歳	転倒 (29.9)	転落 (20.2)	衝突 (16.2)	熱傷 (7.8)	はさむ (6.3)	異物誤飲 (5.7)	交通事故 (4.9)	窒息 (0.3)	溺水 (0.2)	その他 (22.3)
3歳	転倒 (32.6)	衝突 (18.8)	転落 (18.5)	はさむ (6.4)	交通事故 (6.2)	熱傷 (5.7)	異物誤飲 (3.0)	溺水 (0.2)	窒息 (0.2)	その他 (23.0)
4歳	転倒 (33.8)	衝突 (20.9)	転落 (18.1)	交通事故 (7.2)	はさむ (6.9)	熱傷 (4.3)	異物誤飲 (2.6)	溺水 (0.1)	窒息 (0.1)	その他 (20.9)
5歳	転倒 (33.9)	衝突 (19.9)	転落 (16.9)	交通事故 (9.1)	はさむ (6.8)	熱傷 (4.6)	異物誤飲 (1.9)	溺水 (0.6)	窒息 (0.2)	その他 (19.8)

水事故（30.7％），窒息事故（14.3％）である。5〜9歳では交通事故が全体の57％を占め，次いで溺水事故（16.6％），火災（11.6％）となっている（表3-1参照）。

一方，医療機関を受診する事故についても年齢により異なる。就学前の事故内容についてみると，転倒が28.7％，転落が19.5％，衝突が16.4％，熱傷が9.0％，異物誤飲が8.7％，交通事故が5.7％，はさむ事故が5.7％，溺水が0.3％，窒息が0.3％，その他が18.9％である。

死亡に至らない事故で，医療機関を受診しない場合も含め，年齢別事故内容をみると表3-2に示す通りである。

0歳で最も多い事故としては異物誤飲が22.9％である。なお0〜5か月の同月齢に対する割合は10.4％，6〜11か月は34.8％である。次いで転落が19.0％，転倒が17.5％，熱傷が15.2％，

衝突が 10.6 %, 交通事故が 4.9 %, はさむ事故が 4.0 %, 窒息が 0.5 %, 溺水が 0.4 %などである。1～5 歳の事故内容も表 3-2 にみる通りである。

死亡事故で一番多いのは表 3-1 に示すように, 0 歳では窒息, 1～4 歳までは交通事故となっている。死亡に至らない事故で多いのは表 3-2 にみるように 0 歳では異物誤飲, 1～5 歳は転倒となっている。1 歳以降は運動が活発になるが, 身体能力はまだ未熟であるので転倒, 衝突, 転落などの事故が多くなる。さらに外へ出る機会が増えるにつれ交通事故も多くなり, それによって死亡する場合も多くなっている。

II 事故の防止はどうするか

1) 子どもの発達と事故

子どもの事故は子どもが小さいうちは周辺の環境整備により大部分は防止可能とされ, 少し大きくなった子どもに対しては環境整備と同時に何が危険か安全なのかの安全教育が重要とされている（Q&A16 参照）。特に 2 歳くらいまでは子どもの周辺の環境整備により 8 割以上の事故が防止可能とされ, 保護者や子どもにかかわる職員への事故についての知識の指導啓発が重要とされる。

また, 子どもの事故は同一ではなく, 発達と密接な関係がみられる。例えば 6 か月頃寝返りが可能となると, 高い所（ベッドなど）からの転落, 手が使えるようになると誤飲事故がみられる。子どもの発達を理解し, 発達の少し先の対策が重要となる（図 3-2 参照）。

第3章 ● 事故と応急手当——105

■図3-2　子どもの発達と事故例

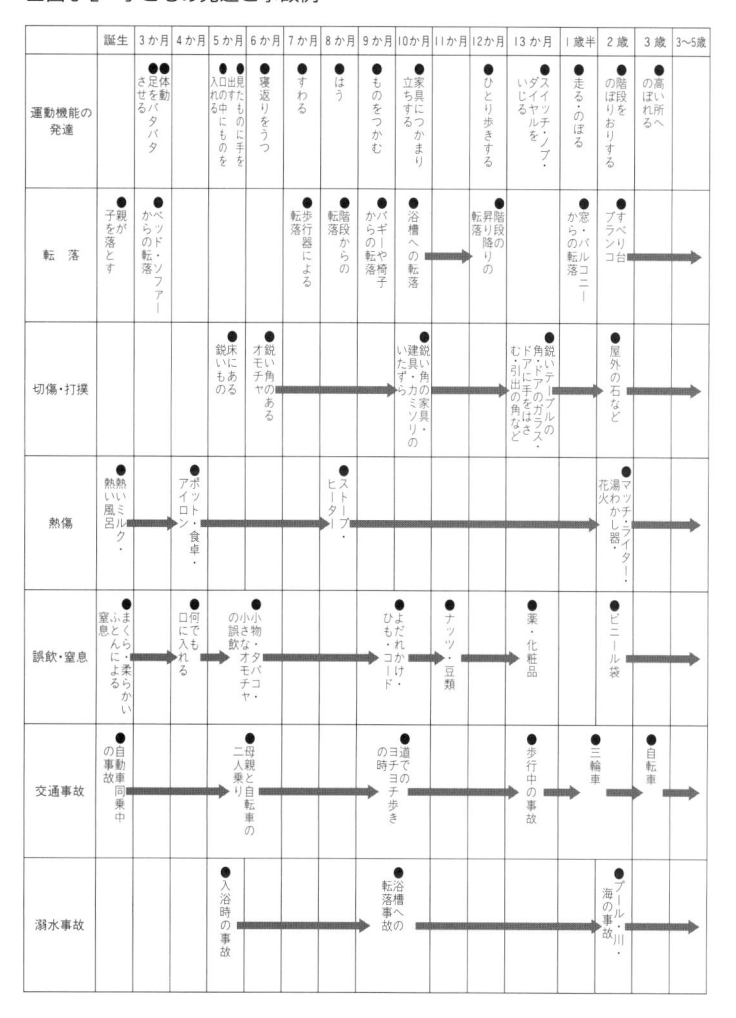

	誕生	3か月	4か月	5か月	6か月	7か月	8か月	9か月	10か月	11か月	12か月	13か月	1歳半	2歳	3歳	3〜5歳
運動機能の発達		体を動かす・足をバタバタさせる		見たものに手をのばす・入口の中にものを入れる	寝返りをうつ	すわる	はう	ものをつかむ	家具につかまり立ちする		ひとり歩きする	スイッチ・ノブ・ダイヤルをいじる	走る・のぼる	階段のぼりおりする	高い所へ	
転落	子を落とす	ベッド・ソファーからの転落				歩行器による転落	階段からの転落	バギー・イスからの転落	浴槽への転落		昇降階段りの転落		窓・バルコニーからの転落	すべり台・ブランコ		
切傷・打撲				鋭いものをいじる	オモチャの角のある				建具・家具・カミソリのいたずら		鋭い角のテーブル・ドアのガラス・引き出しの角など		屋外の石など			
熱傷	熱いミルク・風呂		アイロン・ポット・食卓				ストーブ・ヒーター						花火・湯わかし器	マッチ・ライター		
誤飲・窒息	まくら・ふとん・柔らかいものによる窒息		口に何でも入れる		小さな誤飲物・オモチャ・タバコ			ひも・だれかけ・コード	ナッツ・豆類				薬・化粧品	ビニール袋		
交通事故	自動車の事故同乗中			母親と自転車の二人乗り				道でのチョチョ歩き				歩行中の事故	三輪車	自転車		
溺水事故				入浴時の事故					浴槽への転落事故				プール・海・川の事故			

2) 年齢別の事故事例

(1) 誕生より5か月まで

この月齢の赤ちゃんは動きも少なく、ほとんどベッドの中で生活していることが多い。

3〜4か月になると首がすわり、4か月になると、手に触れるものは握ったり、振ったり舐めたりして遊ぶようになる。また、足をバタバタしたりして身体の移動がみられる。

事故の種類別に、この月齢で起きやすい事故について挙げてみる。

①転落
- 親が誤って子どもを落とす
- 身体が反りかえったり、ずりあがって移動し、ベビーベッドやソファーなど高い所から転落

②切傷・打撲
- 少し動くようになるとベッドの柵などに頭をぶつける
- オモチャの継ぎ目のバリやササクレで口や手を切る

③窒息
- ふかふかの布団でのうつ伏せ寝による窒息
- 布団や毛布などが赤ちゃんの上にかかったための窒息
- オモチャや御守り、よだれかけの紐が首に巻きつき窒息
- ベビーベッドの柵とマットレスの間に隙間があり、頭をつっこみ窒息

④熱傷
- さまさずに熱いままのミルクを飲ませたことによる熱傷
- 熱い風呂による熱傷
- 保護者が熱いものを扱っている時に、誤って子どもにかかる

⑤日射病
- 子どもだけを車の中に放置し、急に日射しが強くなり、車内

の温度が上がったための熱中症
⑥交通事故
- 自動車に同乗中の急停止や衝突事故

(2) 6～12か月

この月齢になると，寝返り，おすわり，はいはい，つかまり立ちが徐々に可能になり，指で物を上手につかむことができるようになり，何でも口に持っていくことにより誤飲事故が多くなる。

この月齢は発達も早く，昨日までできなかったことが急にできるようになるため，保護者の事故への対応が遅れがちになる。
①転落
- 柵のないベッドで寝返りをうつことによる転落
- 階段からの転落
- 転倒した際に家具，敷居，積み木などの角で打撲
- 安定の悪い子ども用椅子や乳母車などからの転落

②誤飲
- 手に触れたものは何でも口に入れるため，タバコや小物による誤飲

③熱傷
- ポットや炊飯器による熱傷
- ストーブによる熱傷
- テーブルクロスを引っ張り，食卓の上にある味噌汁など熱いものを頭からかぶる
- 台所で熱いものがはねたり，こぼれたりしたことによる熱傷

④溺水
- 浴槽への転落による溺水
- 洗濯機，バケツ，大きな水槽での溺水

⑤交通事故

- 自動車に同乗中の急停止や衝突事故
- 道でのヨチヨチ歩きの時

⑥切傷・打撲
- ベッドの柵などに頭をぶつける
- オモチャの継ぎ目のバリやササクレで口や手を切る

⑦はさむ事故
- ドアに手をはさむ

⑧火災
- 赤ちゃんを一人で家に残して火災や災害にあう

(3) 1〜2歳

　一人で歩行できるようになり，行動範囲もますます広くなり，事故の多発する年齢である。

①転落・転倒
- 階段からの転落
- ベビーベッドを登って，ベットの上から転落
- 窓や高いところからの転落
- じゅうたんや敷居の段差で転倒
- 庭や公園のつまずきやすいものにより転倒

②窒息
- 豆類を食べ，驚いた拍子に気管内に入り窒息
- ビニール袋や風船，細いヒモによる窒息

③溺水
- 浴槽への転落（生命を脅かすような重大な事故が多くみられる）
- 屋外での水遊び用のプール，溝，池での溺死

④熱傷
- テーブルクロスを引っ張り，食卓の上にある味噌汁など熱い

ものを頭からかぶる
- カップラーメンなど，熱湯の入ったものに触れてやけどをする
- 熱い鍋やアイロンに触れてやけど

⑤交通事故
- 自動車に同乗中の急停止や衝突事故
- 運転中，突然ドアを開けて車から転落
- 歩行中の事故
- 道路上で遊んでいて交通事故に巻き込まれる
- 急に道路に飛び出して交通事故に巻き込まれる

⑥誤飲
- タバコや小物の誤飲

⑦切傷・打撲
- カミソリ，包丁，はさみなどによる切傷
- 屋外の石などによる切傷

(4) 3〜5歳

この年齢になると，走ったり登ったり活発な動きをすることができるようになるが，一方，まだ周囲の状況に対する判断は十分にできない。そのため，屋内から屋外での事故が多くなり，骨折など大きな事故を起こしやすい。

この年齢の事故は，母親だけの気配りだけでは防止できず，社会全体による環境整備と子どもへの安全教育が必要である。

①転落
- 高い所に登り転落
- 階段からの転落
- ビール瓶のケースやエアコンの室外機などを踏み台にし，ベランダから転落

②熱傷
  ・食事の際に熱いものをこぼす
  ・花火による熱傷
  ・マッチなどの火遊びによる熱傷
③溺水
  ・川, 沼, 海での溺水
  ・水泳中に溺水
④交通事故
  ・道路上で遊んでいて交通事故に巻き込まれる
  ・飛び出しによる事故
  ・自動車の中でふざけていて, 急停車などによる打撲

3) 場所別の事故とその対策

(1) 台所

　台所は, 子どもにとって危険地帯の一つである。台所での事故は, 特に6か月から1歳半にかけて多い。

　発生する時刻は料理の後片づけで保護者が台所にいる午前8時～10時, 午後0時～2時, 午後8時～10時に多い。

　台所で発生した事故の多い順に, 熱傷が43％, 刺傷・切傷が18％, 打撲が14％, 異物誤飲が10％となっている。熱傷の原因は, 食卓上の熱湯, ポット, 炊飯器, ストーブ, 電気器具である。刺傷・切傷は, 包丁によるものが多く, 誤飲はタバコ, 薬品, 洗剤などである。

[事故例]
  ・天ぷらの油がはねて子どもにかかりやけど
  ・電気炊飯器の蒸気口に手を出してやけど
  ・鍋の取っ手に触り, こぼれてやけど
  ・ポットをいたずらして, 急に熱湯が出てやけど

- カップラーメンをこぼしてやけど
- テーブルクロスにつかまり立ちし，テーブルクロスごと食べ物を引き落としてやけど
- 包丁をいたずらして手を切る

[防止対策]
- 天ぷらを揚げる時には台所に子どもを入れない
- 炊飯器は子どもの手の届かないところに置く
- 鍋の取っ手は手前に向けない
- ポットは安全装置をオンにし，手の届かないところに置く
- 包丁は小さな子どもの手の届くところに置かない
- テーブルクロスは使わない
- 電気製品のコードはまとめて短くする

(2) 浴室

浴室は子どもにとって，水遊びができ楽しい遊び場のひとつであるが，家庭の中で最も重症事故のみられる危険な場所である。

人口動態統計においても，1～4歳の事故による死亡数の約1/3が溺水事故で，そのなかでも浴槽への転落による溺死が多いのが特徴である。また，死亡事故だけでなく沸かし過ぎによる熱傷，床で滑っての転倒による打撲などの事故が多く発生している。

重症事故では，生後10か月頃よりヨチヨチ歩きが可能になった2歳の誕生日までの子どもの，浴槽への転落事故による溺死が多い。

浴槽での事故の発生時刻は午後8時～10時に最も多い。発生した事故の内容は，転倒が56％，衝突が19％，熱傷が10％，溺水が8％であり，滑ったり，つまずいての事故が多い。

[溺水の例]
- 保護者が子どもから目を離したすきに浴室に入り込み，浴槽

内に転落し溺れる
- 一緒に入浴した母親が洗髪中に,浴槽の中で転んで溺れる
- 痙攣発作を持つ子どもが入浴中に発作を起こし溺れる

[防止対策]
- 2歳の誕生日までは入浴後ただちに浴槽の水を抜く
- 浴室内に子どもが入れないように簡単な外鍵をつけ,必ずドアは閉めておく
- 子どもが入浴中は目を離さないようにする

[熱傷の例]
- 沸かし過ぎの浴槽へ転落
- 熱で柔らかくなったプラスチックの浴槽の蓋の上に乗って転落し熱傷を負う
- シャワーや蛇口からの熱湯による熱傷

[防止対策]
- 沸かし過ぎていないか入浴前に注意する
- 浴槽の蓋は温度が高くなっても歪まないものを使用する
- 湯沸かし器の温度を低めに設定する

[転倒の例]
- 浴室のタイルや床が滑りやすく転倒して打撲

[防止対策]
- スノコやマットを敷き,滑りにくくする
- 浴室ではふざけないように指導する

(3) 階段

階段は子どもの重症事故の多発地帯である。大人でも手に荷物を持ったり,急いだりすると足を踏みはずしたりする階段は,歩きはじめの子どもたちにとっては大変危険な場所である。階段での事故の多い年齢は,1歳,2歳,3歳の順で,1歳から1歳半ま

でが特に多い。事故は転落，転倒で頭部の打撲が多い。
［転落の例］
- 目を離したすきに一人で階段へ行き転落
- 急いで降り転落
- 兄弟でふざけていて転落
- 歩行器に乗って2階より転落
- 手すりの隙間より転落

［防止対策］
- 階段転落防止用の柵またはフェンスを階段の上下に設置し，子どもが一人で階段に入れないようにする
- 階段の昇り降りができるようになっても，保護者が横で手を引いて歩く，または子どもの下を歩き転落を防止する
- もし，家を新築する場合は，設計の際に次の点について配慮をするとよい
  ① 曲がり階段では踊り場を設ける
  ② 勾配をなるべくゆるやかにする
  ③ 幅の広い階段にする
  ④ 床はなるべく滑らないようにする
  ⑤ 子どもも使える低めの手すりを付ける
  ⑥ 階段は明るくする

(4) ベランダ・窓

　ベランダや窓からの転落事故は，骨折や頭部打撲など重症な事故につながる危険がある。ベランダには建築基準法などにより安全基準が設けられているが，なかには基準を満たしていないものや，使用方法に問題のある場合があり，このような場合に事故発生が多い。

　安全基準が正しく守られ，ベランダや窓に踏み台となるような

ものを置かなければ，大部分の事故は防げる。

[転落の例]
- ベランダの柵に横柵があり，そこに足をかけてよじ登り転落
- ベランダの柵の前に置いた段ボール箱やビール瓶ケース，クーラーの室外機，植木鉢などによじ登り転落
- 基準より広い縦格子より身を出して転落
- 窓のそばに置いてあるソファーなどにのぼって遊んでいる時に転落

[防止対策]
- ベランダは，安全基準に当てはまる110cm以上の高さの手すりを付け，柵の隙間を11cm以下にする。できれば，子どもの頭が入らないよう幼児用ベッドのSGマーク基準の85mmの間隔が望ましい
- 柵の前にビール瓶ケースや段ボール箱など踏み台となるものを置かない
- 窓の前にもソファーや椅子など踏み台となるものを置かない

(5) 玄関

玄関の事故としては，ドアに手をはさまれる事故が多くみられる。これらの事故はドアの性質などを知ることで対策を立てることが可能である。

[事故の例]
- ドアが風で急に閉じてはさまれる
- ドアの根本に指を入れて遊んでいる時にドアが閉じる
- 兄弟がドアを勢いよくあけた時にドアにぶつかる
- 子ども同士でふざけるなどしてガラスにぶつかりガラスの破片で手を切る
- 引戸に手をはさまれる

[防止対策]
- 風で急にドアが閉じないようにあおり止めを付ける
- ドアのそばで遊ばないようにする
- ドアが勢いよく閉まらないようにドア・クローザーを使用する
- ドアにはなるべくガラスを分割したものを選び，強力ガラスまたは合わせガラスを使用するようにする
- 引戸では開け閉めする反対側での指はさみ事故を防止するためにストッパーを使用する

(6) 洗面所・トイレ

　洗面所・トイレでは誤飲事故が発生しやすい。子どもにとって母親の化粧用品は非常に魅力的なもので，置き場所に気をつける必要がある。また，トイレ用の洗剤は強力な酸や塩素が使われているため，誤飲すると重大な障害を起こす。必ず子どもの手の届かないところにしまうなど，事故防止対策を常に考える。

[事故の例]
〈誤飲〉
- 母親の化粧品を誤飲
- トイレ用の洗剤をいたずらして誤飲

〈溺水〉
- トイレの中に頭を突っ込む
- 洗濯機の中に転落

〈熱傷〉
- 蛇口より熱湯が出てやけど
- 蛇口が熱くなっていてやけど

[防止対策]
- 化粧品は子どもの手の届かないところに置く

- トイレ用の洗剤も必ず子どもの手の届かないところ，または鍵のかかるところにしまう
- トイレには小さな子どもが一人で入れないようにする
- 洗濯機の周りに踏み台となるものを置かない
- 湯沸かし器の温度設定を低くしておく

(7) 居間

　子どもの主な生活の場である居間でも多くの事故が発生している。事故発生時刻は午後6時～10時が最も多く，あらゆる種類の事故が発生している。転倒が全体の26％，衝突が20％，誤飲が18％，熱傷が14％，転落が10％，はさむ事故が4％，窒息が0.5％みられる。

[防止対策]

〈熱傷〉
- ストーブは直接熱源に触れられないように柵などで囲う
- 食卓上の熱いものは子どもの手の届かないところに置く
- ポットや炊飯器は子どもの手の届かないところに置く
- テーブルクロスは使用しない

〈転倒〉
- じゅうたんなどによる段差がないかチェックする
- 床は滑りにくいよう工夫する
- 角の鋭い家具がないかチェックし，クッションなどで覆う
- 戸の低い位置にガラスの部分がないかチェックする

〈誤飲〉
- 子どもの手の届くところにタバコを置かない
- 直径3.2 cm以下の小物は子どもの手の届かないところに片づける

〈転落〉

- 子ども用の椅子は安定のよいものを使用する
- 椅子に座る際にベルトを使用する
- ベビーベッドの柵は必ず上げる
- 子どもを一人で高いところに置かない

III 事故への対応と応急手当の基本

1) 応急手当の重要性

　子どもの事故は発達を見すえて的確に対応することによって大部分は防止可能とされるが，完全に防止することが難しいのも事実である。このため，万が一にも事故が発生した時には早期に発見し，的確な応急手当を実施することで，子どもの命を救うことが可能となり，また子どもの傷害を軽くすることができる。

　したがって，保護者および子どもを担当する職員は心肺蘇生法や異物誤飲などをはじめとする応急手当の基本を認識し（Q&A13〜15参照），応急手当に必要な用品を常に準備しておくことが大切である。

2) 応急手当の基本

(1) 創傷

　外力により皮膚が破れ，傷口から血液が流出したものをいう。

　また，鈍的な物体が当たることにより，皮下に内出血を伴う打撲傷などがみられることもある。

【症状】
- 出血または皮下出血
- 痛み

【応急処置】

1. 傷
    1) 止血　　：①直接傷口を圧迫，②患部を心臓より高い位置に挙上
    2) 感染予防：流水で洗う，消毒
2. 打撲傷
    1) 冷却と圧迫：損傷部位への血流を減らし，腫れを少なくするため

【受診の目安】
- 傷口が大きい場合
- 出血がひどい場合
- ガラスや釘など異物が体内に残っている場合
- 汚染された場所で受傷した場合

【受診科】
- 外科

(2) 捻挫

　関節が生理的に（普通に）動ける範囲を超えた強い外力により運動を強制されたり，あるいは不可能な運動を強いられ，関節や靭帯が引き伸ばされたり断裂したもので，脱臼まで至っていない状態を捻挫という。

【症状】
- 痛みと腫れ
- 腫れは軟部組織の損傷や関節内の血腫により広範囲にみられる

【応急処置】
- 痛みの軽減のための冷湿布
- 関節の安静と固定

【受診の目安】

- 関節部の腫れがみられる場合
- いつまでも痛みが軽減しない場合

【受診科】
- 整形外科
- 外科

(3) 脱臼

強い外力により関節が通常の可動範囲を超えて動くことを強制されると，関節を構成している骨や靱帯が損傷され，2つの関節面の相対的位置にずれが生じる。この状態を脱臼という。

【症状】
- 激しい痛み
- 自発的に動かせない
- 関節部分の形態の異常
- 腫れや皮下出血

【応急処置】
- 早期に整復が必要なので副木などで固定して受診

【受診の目安】
- 脱臼が疑われる場合は必ず受診

【受診科】
- 整形外科

(4) 骨折

骨折とは，大きな外力が加わって骨が耐えられなくなり折れた状態をいう。

【分類】
1. 骨折の程度による
    1) 完全骨折　：外力により骨の連絡が完全に絶たれたもの

2) 不完全骨折：骨の連絡が一部保たれているもので，一般
　　　　　　　　　に「ひびが入った」といわれるもの
　2. 皮膚損傷の有無による
　　1) 単純骨折（皮下骨折）：皮膚に損傷がみられず，骨折部が
　　　　　　　　　　　　　　外界に連絡していないもの
　　2) 複雑骨折（開放骨折）：皮膚にも損傷がみられ，骨折部が
　　　　　　　　　　　　　　外界に連絡し，骨が見えるもの
【症状】
　・痛み　　　　：安静時の局部の痛みと動かす際の痛み
　・腫れ　　　　：局所の腫れと皮下出血
　・運動障害　　：運動の制限
　・異常可動性　：通常みられない可動がみられる
【応急処置】
　1. 皮下骨折
　　1) 骨折部の安静・固定
　　2) 痛み，腫れの軽減のため冷やす
　2. 開放骨折
　　1) 開放創の止血：ガーゼなどで圧迫
　　2) 骨折部の固定
【受診の目安】
　・骨折が疑われた場合は必ず受診
　・開放骨折で出血などが著明な場合は救急車の要請が必要
【受診科】
　・整形外科
　・開放骨折で緊急の場合は外科も可

(5) 頭部外傷
　子どもは動きが活発なため転倒しやすく，頭部を打撲する頻度

が高い。頭部外傷は，頭皮の創傷，頭蓋骨骨折，脳損傷の3つに分類される。

① 頭皮の創傷
1. 開放性損傷
　頭皮に外力が加わり傷ができて出血しているものをいう。
【症状】
・主に出血
【応急処置】
・清潔なタオルやガーゼで出血部位を圧迫
【受診の目安】
・傷が大きく出血の多い時，または骨折が疑われる時
【受診科】
・外科または脳神経外科
2. 閉鎖性損傷
　頭皮に外力が加わったものの皮膚からの出血はなく，頭皮と骨の間に出血を伴うこぶとなったものをいう。
【応急処置】
・圧迫包帯で冷湿布
【受診の目安】
・痛みやこぶが大きい場合
【受診科】
・外科

② 頭蓋骨骨折，脳損傷（頭蓋内出血，脳挫傷）
1. 頭蓋骨骨折
　骨折には骨にひびが入った線状骨折，陥没骨折，粉砕骨折があり，陥没骨折は打撲部分が限局的に凹んだものである。

診断にはレントゲン撮影が必要で，陥没骨折や粉砕骨折は整復，手術を必要とする場合が多い。

2. 頭蓋内出血

外力により，頭蓋内の血管が切れ，出血してかたまりとなったものを頭蓋内血腫という。

この血腫が脳を圧迫し，頭蓋内圧亢進(こうしん)を呈する。出血部位により，硬膜外（頭蓋骨と硬膜の間），硬膜下（硬膜とくも膜の間），脳実質内の3つに分けられる

3. 脳挫傷

外力により脳実質が損傷を受け出血を伴い，さらに脳浮腫(ふしゅ)を伴ったものをいう。

【症状】
- 意識障害：最も重症で，ぼんやりしてすぐに寝てしまうなどの症状がみられる。意識障害がひどくなると痛みに反応しなくなる。
- 痙攣
- 嘔吐：軽症では時に外傷によるアセトン血性による嘔吐がみられる。意識障害に嘔吐がみられれば重症である。

【受診の目安】
- 意識障害，痙攣，頻回な嘔吐がみられれば救急車を要請する
- 軽い頭部打撲で受傷後すぐに泣きやみ機嫌も回復して嘔吐もなく食欲がみられる場合は様子をみる

【受診科】
- 脳神経外科（出血がみられる場合は外科系，出血がなく軽症の場合は小児科でも可）

(6) 虫刺症（虫ささされ）

子どもの皮膚は弱く，蚊に刺されても赤く腫れる紅斑，膨疹

（むくんだように腫れあがった発疹），丘疹（皮膚面から隆起したややかための発疹）を生じる。蜂やアブに刺されると激痛，発赤，腫れがみられる。スズメバチでは時に全身にショックを呈することがある。また，虫の体液や分泌物により接触性皮膚炎（かぶれ）を認めることがある。

【症状】
・発赤，腫脹（はれ），掻痒感（かゆみ）

【応急処置】
・止痒（かゆみ止め）：抗ヒスタミン軟膏，ステロイド軟膏
・感染防止：不潔な手で掻かないようにする
・洗浄（毒蛾・けむしの場合）：水で洗い流す

【受診の目安】
・スズメバチに刺された場合は至急受診が必要
・皮膚の弱い子で抗ヒスタミン軟膏を塗布してもひどくなる場合は受診

【受診科】
・皮膚科，外科，小児科

(7) 目の外傷・異物混入

眼の外傷は，ボールや物体が当たったものから小さな異物が入ったり，眼に化学物質が入ったものなどがある。

①鈍傷

ボールが目に当たったり，他人に殴られた時の外傷をいう。

【症状】
・眼窩の皮下出血
・眼や結膜下の出血
・視力異常

【受診の目安】
- 視力異常がみられるもの，皮下出血のみられるものは受診が必要

【受診科】
- 眼科

②鋭傷

ナイフや針金，千枚通しなどが眼球につきささったり，穿孔した時の外傷をいう。

【症状】
- 眼の痛み
- 出血

【応急処置】
- ガーゼなどで患部を軽く覆い，至急救急車などで眼科を受診

【受診の目安】
- 鋭い物が眼球を穿った場合は至急受診が必要

【受診科】
- 眼科

③異物

眼球表面すなわち結膜または角膜の異物が多い。

子どもは，異物が入った際に，目をこすってさらに傷をつけてしまうことが多いため，早期に応急手当が必要である。

【症状】
- 眼の痛み

【応急処置】
- 軽いものでは，まばたきにより涙とともに流れ出ることが多い

- 砂などが大量に入った場合は，流水で洗い流すことが望ましい。また，小さな異物は水で湿らせたガーゼなどで取ることが可能

【受診の目安】
- 大量の異物が入った場合や角膜に刺さったり，いつまでも異物感や痛みがみられる場合
- 著しく結膜に発赤がみられる場合

【受診科】
- 眼科

(8) 鼻出血

　子どもはよく鼻をいじったり，打撲などにより鼻出血がみられる。一般には容易に止血しあまり心配することはないが，いつまでも止まらない。また頻回に鼻出血を繰り返す場合は鼻の粘膜が出血しやすくなっていることがあり，鼻出血がみられない時に耳鼻科を受診することを勧める。

【応急処置】
- 子どもを少し前屈みにし，出血している側の小鼻を上から5〜10分くらい圧迫することにより止血
- 上を向かせることは，血液が喉の方に流れ出血の程度がわからなくなったり，血液により嘔吐を誘発するので望ましくない
- 綿球やガーゼを入れて止血することに関しては賛否両論がある

【受診の目安】
- 鼻を圧迫して5〜10分しても止血しない場合は受診を考える

【受診科】
- 耳鼻科

(9) 耳の異物

　虫が外耳道に迷入した場合，奥の方に進むので激しい音と痛みを伴う。

【症状】
- 虫の暴れる音と痛み

【応急処置】
- 懐中電灯などで外耳道を照らすことで，虫が外に出ることもある
- アルコールや油，水などを入れて虫を殺し，虫が暴れて発生する音や痛みを取り，その後耳鼻科で虫を取り除いてもらう

【受診の目安】
- いつまでも虫が出ずにいる場合
- アルコールや油を注入して殺した場合

【受診科】
- 耳鼻科

(10) 歯の外傷

　小さな子どもでは，前歯の外傷が多い。歯が欠けるもの，歯の位置のずれや，歯が抜け落ちる脱落がみられるが，いずれの場合も歯科での治療が必要である。

　特に根元から脱落した歯は元の位置に植えることが可能であり，適切な対応が必要である。

【症状】
- 疼痛：軽い場合は水にしみるものから，神経を刺激するものまである

【応急処置】
- 粘膜などの傷に対しては圧迫止血
- 歯からの出血に対しても圧迫止血

【受診の目安】
・骨髄部分に達する破折があれば早期に受診
・完全脱臼の際は植歯が可能なことがある
 植歯を成功させるためには
　ⅰ）脱落した歯をできるだけ早く元の位置に戻す
　ⅱ）脱落した歯を植歯が可能な保存状態に保つ
　　・乾燥させない：生理食塩水，新しい牛乳または口の中に入れて保存
　　・歯の歯根（根元の部分）を持たない
　　・不潔な手で持つなど汚染させない

【受診科】
・歯科，口腔外科

(11) 熱傷

　子どもの事故として多くみられるのが熱傷である。軽症のものが多いが，重症のケースでは医学が進歩した今日でも命にかかわることをよく知っておくべきである。

　熱傷の重症度は熱傷の範囲と深さの2つにより決まる。熱傷が広範囲になると体液が受傷した局所に集まり循環体液量の喪失をもたらし，容易にショック状態となる。また，皮膚の深くまでやけどした場合では皮膚が再生されないため植皮が必要で，長期間の治療が必要となる。

【応急処置】

熱傷の深度	皮膚の外観	症状	応急手当
Ⅰ度	発赤	ヒリヒリした痛み	水で冷やす 数日で治癒
Ⅱ度	水疱	時に強い疼痛	感染がなければ1〜2週間で治癒
Ⅲ度	青白色，皮膚がない	疼痛を感じない	数か月を要し瘢痕が残る。皮膚移植が必要

【受診の目安】
- Ⅰ度でも手のひらより大きな場合や，顔面や関節など可動部分の熱傷
- Ⅱ度で大きさが500円硬貨以上の場合
- Ⅲ度の場合はすべて受診が必要

【受診科】
- 外科，形成外科，皮膚科

■第4章■

免疫とアレルギー

I 免疫とは　免疫の仕組み

1）免疫とは

　免疫（immune）とは租税や兵役を免れることが元の意味であるが，現在では免疫といえば病気，ことに流行する感染症を免れるという意味に理解されることが一般的である。すなわち古典的には一度かかった感染症に二度はかからないという現象を指して免疫といい，初期の免疫学は生体のこのような仕組みを解明し，感染症の恐怖から人類を救おうとする努力からスタートした。その結果，ジェンナーの種痘に始まった予防接種の開発普及をはじめ，さまざまな目覚ましい成果が得られ，1979 年 WHO は天然痘の地球上での根絶を宣言するに至った。さらに過去半世紀にわたって世界中で行われたあまたの研究により，飛躍的な学問的発展が成し遂げられ，免疫学は医学のみならず現代生物科学の根幹を形成する最重要の学問のひとつとなったが，それに伴って免疫という概念も，生命現象の基本を形成するより広い概念として捉えられるようになったのである。

すなわち免疫とは、生体が外界から侵入してきたり、自己の内部で発生してきたものに対して、これを自己のもの（self）か、非自己のもの（not self）かを判別し、必要があればこれを排除して自己の統一性を維持しようとする能力をいう。例えば細菌などの病原微生物や花粉などのアレルギーを起こす物質は、外界から侵入する非自己の異物の典型であるし、元来は自己の細胞であっても、それが変異あるいは変質してがん細胞などの異質のものとなった場合には、非自己の物質として原則として排除の対象となるのである。これに対して例えば正常の白血球や肝細胞などは、体内で新たに産生されても自己と認識されるので、免疫組織の監視の受容するところとなって排除されないわけである。

このような免疫機能は、いわば生物体の同一性（identity）を保証する基本的な機序であるから、少なくとも動物ではすべてにおいて多かれ少なかれ備わっており、ある程度以上に進化した動物は、免疫機能を担当する組織系を持ち、それぞれ分化した機能を示すように発達している。この免疫機能に関係する細胞や組織系と反応の多様性は、動物の中でも哺乳動物に至ってその頂点に達していると考えられる。ことにヒトにおいては、下等動物にも認められる原始的な系から高度に分化した系まで備わっていてまことに複雑多岐であり、まだその全容は解明され尽くされたとはいえないが、近年の分子生物学的な研究手法の進歩によって、膨大な情報が得られつつある。

2) 免疫の仕組み

上に述べたようにヒトの免疫機構については、詳細がまさに時々刻々と明らかにされつつあるが、最新の研究結果は精緻を極めているので、初学の人にはとうてい理解し難い。ここでは最も基本となる事項の概略を記すに留めておこう。

■表4-1 ヒトの免疫系の構成

免疫系	構　　成
免疫臓器	骨髄, 胸腺, 腸管リンパ組織, 扁桃腺・アデノイド, 脾臓など
免疫細胞	幹細胞, 胸腺細胞, Tリンパ球, Bリンパ球, 形質細胞, NK細胞, 単球・マクロファージ, 細網細胞, 樹状細胞, 好中球, 好酸球, 好塩基球, 肥満細胞など
体液性成分	免疫グロブリン(IgG, M, A, E, D), 補体, サイトカイン(リンホカイン, モノカインなど), リゾチーム, 急性期蛋白など

　表4-1にヒトの免疫系の成り立ちを簡単に示した。ヒトの免疫反応は大別して自然（先天）免疫と獲得（適応）免疫に分けて考える慣わしであるが，この二者は個々独立した反応ではなく，ともに協同して働いている。

　自然免疫はすべての侵入者にまず対処する，第一線の非特異的な防御機構ともいえる。好中球やマクロファージなどの白血球のような貪食機能を持つ細胞や，NK細胞（ナチュラル・キラー細胞）などの細胞と，補体，リゾチーム，急性期蛋白，インターフェロンなどの液性成分などがこれにあずかって働いている。これらの細胞や成分はヒトには生まれつき備わっているものであるが，その機能は一般に出生時には十分完成しておらず，成長とともに次第に成人の機能の域まで発達するのである。

　獲得免疫系はより高次の免疫系と考えられ，自然免疫系による防御線が突破されると，ただちにその機能が発動する。「免疫応答」という場合はこの獲得免疫系の機能を指すことが通例である。免疫応答を誘発する物質を抗原（antigen）とよぶが，獲得免疫の特徴は反応が特異的に起こり，かつ記憶される点である。

　特異的（specific）とは，例えば麻疹ウイルスに対する免疫防

御能は麻疹ウイルスにしか働かず，他のウイルスに対してはまったく無効であるような現象をいう。免疫反応が成立すると，それは記憶細胞（メモリーTリンパ球およびBリンパ球）によって長期間記憶される。記憶される期間は抗原の種類によりさまざまで，例えば麻疹ウイルスのように感染するとほぼ一生記憶されるものから，かぜウイルス群のように短期間しか記憶されず，感染を繰り返すものまである。また獲得免疫は，それにかかわる細胞や液性成分が多様なことも大きな特徴であり，いまだ知られていない領域も大きいと思われる。獲得免疫系の主要な細胞は各種のリンパ球や単球などであり，それらが産生するサイトカインや抗体（antibody）が実際の機能を司る主役である。免疫応答のうち，主として細胞が行うものを細胞性免疫，液性成分が行うものを液性免疫とよび，前者を司る最も重要な細胞は各種のTリンパ球（胸腺依存性リンパ球），後者を演ずる主役の細胞はBリンパ球（ファブリチウス嚢依存性リンパ球）である。

　通常の免疫応答が行われる経過をたどって，その概略を見てみよう。外界から抗原物質が侵入すると，まず抗原提示細胞がそれを捕らえて認識し処理することから一連の反応が開始する。抗原提示細胞には，白血球の単球やマクロファージ，リンパ組織の樹状細胞，皮膚のランゲルハンス細胞，肝臓のクッパー細胞，神経系のミクログリアなどの多様な細胞が知られている。またBリンパ球も，ある意味では抗原提示細胞のひとつとも考えられる。これらの細胞がそれぞれが分布する場で抗原を捕らえると，これを細胞内に取り込んで処理し，その一部を細胞が持っているMHC（主要組織適合遺伝子複合体）クラスIIという分子と結合させて細胞の表面に並べる。この抗原とMHCクラスII複合体を，リンパ球の多数を占める種類であるCD4というグループのTリンパ球（ヘルパーTリンパ球という）が認識すると，その

活性化が起こってさまざまな細胞成長因子や分化因子であるサイトカインを分泌する。サイトカインにはインターロイキン 2 などの多くの種類があり、CD4 リンパ球以外の免疫細胞からも分泌され、それぞれ独特な作用を相互に関連しあって行っているが、CD4 リンパ球が分泌するサイトカインには B リンパ球という別系統のリンパ球を増殖・分化させるものがあって、その作用によって B リンパ球は結局形質細胞とよぶ細胞に分化する。そしてこの形質細胞からは、抗原に特異的な抗体が産生される。抗体は免疫グロブリンとよばれる蛋白質であり、IgG, IgM, IgA, IgD, IgE の 5 種類が知られており、それぞれ働きが異なっている。それらのうちヒトの感染防御には IgG, IgM, IgA が重要であり、IgE はアレルギーとの関係が深い（後述）。抗体はあるいは毒素などと結合してこれを中和したり、細菌の表面を覆って（オプソニン化）貪食細胞が処理しやすくしたり、補体を活性化して細胞を溶解してしまうなど、さまざまな働きを行って生体防衛に役立っているが、時には抗原との結合物（免疫複合体）が組織に沈着して腎炎などの疾患の原因となる場合もある。また抗体産生にかかわらない活性化した B リンパ球の一部は記憶細胞に分化し、免疫応答の機能を長く保存する。

　抗原に感作された T リンパ球がサイトカインを介して直接局所に組織障害を起こす場合があり遅延型過敏反応とよばれるが、詳細は後述する。

　一方 T リンパ球の他のグループである CD8 リンパ球は、細胞上の MHC クラス I 分子と結合したウイルスなどの抗原を認識し、サイトカインの助けを得て感染細胞を障害し排除する。これを細胞障害性 T リンパ球の活性化（細胞性免疫）という。腫瘍細胞やその他の外来の細胞も、同様な機序で排除される。また NK 細胞（ナチュラル・キラー細胞）という別種の細胞もあり、

抗体と結合して腫瘍細胞などを障害するが,これを抗体依存性細胞障害という。

以上のようなさまざまな免疫機構が,ネットワークを形成して働きヒトを守っているのであるが,細菌,ウイルス,寄生虫あるいは腫瘍細胞などの侵入者の種類によって,その機序は多様である。また免疫応答は必ずしもヒトにとって有益なものばかりではなく,時にはかえって障害を与える結果をきたして有害な場合もある。アレルギーは,まさにこの有害な免疫反応そのものなのである。

II アレルギーとは

アレルギーという言葉は,はじめは抗原に対する生体の反応性の変化(allos ergon:変わった働き)という意味で,1906年にフォン・ピルケー(von Pirquet)によって提唱されたが,現在では獲得免疫の反応が過剰あるいは異常に起こって組織障害をきたすような場合を指して用いられ,過敏反応とよばれることもある。このような事態はすべての人に見られるのではなく,遺伝的に規定された特定の人にのみ発生することが大きな特徴である。また獲得免疫の特性から,抗原に初回に出会った際には反応は起こらず,再度あるいは反復して遭遇した場合に反応が生じることも重要である。

アレルギー反応は,1963年に表4-2に示すような4種類に分類されたが(Coombs & Gell),現在もこの分類が広く用いられている。しかし臨床的に見ると,アレルギー反応が関与する疾患の多くは,これらのうちのいずれかが単独にかかわるのではなく,いくつかが複合して関係しているのである。まず各々のタイ

■表 4-2　アレルギー反応の 4 型 (Coombs & Gell, 1963)

	I 型	II 型	III 型	IV 型
	アナフィラキシー型	細胞障害型	免疫複合体型	細胞伝達型
抗体または細胞	IgE	IgG, IgM	IgG (IgM)	T リンパ球 マクロファージ
補体の関与	なし	あり	あり	なし
皮内反応の時間	15～30 分	—	3～8 時間	24～48 時間
あずかる主な細胞	肥満細胞	—	好中球	単核球
疾患の例	アナフィラキシー, アレルギー性鼻炎	溶血性貧血	SLE, 血清病	接触性皮膚炎

プについて簡単に述べてみよう。

1) I 型

　その特徴からアトピー型, アナフィラキシー型, レアギン型, IgE 型などともよばれるタイプで, 一般にアレルギーという場合の多くはこのタイプを指している。反応が抗原に曝されてから短時間（数分から数十分）で起こることが多いので, 即時型ともいう。この型の反応の原因抗原をアレルゲンとよぶが, これが侵入して抗原提示細胞に捕らえられ, 情報が CD4 細胞に伝えられると特定のサイトカインが分泌されて, これに対する IgE 抗体を産生するような働きが起こる。産生された IgE 抗体は, 皮膚や呼吸器や眼などの粘膜にある細胞に結合しており, 再びその抗原が侵入してくるとここに抗原抗体反応（免疫反応）が起こり, IgE 抗体が結合している細胞は壊される。すなわち細胞内の顆粒が放出され（脱顆粒）, ヒスタミンやロイコトリエンなどの化学

物質が産生あるいは遊離され、これらの物質が皮膚、呼吸器、眼などの臓器に作用して炎症反応を起こす。これがすなわちI型アレルギー反応である。この反応は迅速に起こり、皮膚ではアレルゲンが侵入してから通常は15〜20分程度で最大となる。

これを利用しているのが皮内注射法やスクラッチ法によるアレルゲンの皮膚反応による検査である。この型の反応が重要な疾患は花粉症などのアレルギー性鼻炎や結膜炎、じんましんや気管支ぜんそくの一部などであり、またこの反応が全身に同時多発した重篤な状態が、蜂毒、食物、薬物などによるアナフィラキシーである。

I型はアトピー型ともよばれる。アトピーとは語源的には「どこに分類すべきか不明の奇病」という意味だそうだが、現在では遺伝的に規定された体質に基づいたI型アレルギー反応を指すと理解されている。この反応は一定の家系に多発し、遺伝的な背景が濃厚であることは古典的な遺伝学研究が一致して示すところである。現在は責任遺伝子の追究などさらに進んだ解析が盛んに行われており、最近では特定の染色体（第13番染色体短腕など）にある遺伝子の関与が注目されている。しかしアトピー疾患は、一卵性双生児でも必ずしも一致して発症するわけではないことから見ても、遺伝学的な因子のほかに環境因子も大いにその発症に重要であるものと考えられている。

2) II型

細胞溶解性、細胞毒性アレルギーともいわれる。細胞表面にある抗原分子に対するIgGあるいはIgM抗体によって自分の細胞組織を傷害してしまう反応である。細胞に結合した抗体により補体が活性化され、細胞が直接溶解されたり、貪食細胞の働きも促進され、細胞が貪食破壊されたりする。その他いろいろの機序で

細胞自身が侵される。この型の過敏反応は，新生児の溶血性疾患，薬物による溶血性貧血，橋本病や重症筋無力症などの自己免疫性疾患などの発症にかかわっている。

3) Ⅲ型

　この型は免疫複合体型，アルサス型，血清病型などともよばれる。IgG あるいは IgM 抗体が流血中の抗原と可溶性の複合体を形成した時，少量であればそれは貪食細胞などによって除去されるのであるが，大量でそれができなくなると組織に沈着してこれを障害するに至る。その場合免疫複合体は，補体の活性化をはじめとするさまざまな炎症性反応を起こす。免疫複合体が特定の場所に局在して組織に炎症を起こしたものをアルサス型反応といい，全身に及んだ場合を血清病とよぶ。皮膚にアルサス型の反応が起こる場合には，抗原注入後局所に 3〜8 時間で浮腫と発赤が見られ 24 時間ほど続く。農夫肺などのアレルギー性肺臓炎は，肺にカビなどの抗原が作用したアルサス型反応と考えられる。血清病は，破傷風やジフテリアの治療のために馬の血清を用いた血清療法が行われた時代に大きな問題となった。現在でも同じような反応は抗生物質などの薬物でも発生し得るので，注意が必要である。免疫複合体による疾患で現在最も問題が大きいものは，糸球体腎炎や SLE などの自己免疫性疾患である。

4) Ⅳ型

　最後の型は遅延型，細胞性，ツベルクリン型などともいい，他の 3 型と異なって抗体は関係せず，T リンパ球そのものが直接組織を障害するタイプである。この反応は，皮膚では抗原を注入してから 24〜48 時間以上かかってゆっくりと生じてくるので遅延型とよばれる。ツベルクリン反応がその典型的な例である。作用

する細胞は多くはCD4リンパ球で、分泌するサイトカインによって種々の細胞が集積し、局所の炎症反応をきたす。皮膚における典型的な疾患は接触性皮膚炎（いわゆるかぶれ）であり、アトピー性皮膚炎の発生機序にもⅠ型とともにこのⅣ型反応が重要であると考えられている。また結核やらい病で見られる肉芽腫性病変は、このⅣ型反応によって起こるとされる。

5）アレルギー疾患とアレルギー反応の型

　以上アレルギー反応の4型についての概略を述べたが、これはいわばアレルギー反応を理論的に考察して分類したものであって、日常見るアレルギー疾患について、各々が上記のどの型の反応によって起こっているのかを確定することは必ずしも容易ではない。以下本章では各々の疾患について詳しく述べていくが、大部分の疾患では、いくつかのタイプの反応が複雑にからみ、これにさらに広義の炎症反応が加わって、全体の病像を構成しているのである。上の記述で各タイプの反応の例として示した疾患についても、このことは当てはまる。むしろ純粋にひとつのタイプの反応だけで成立している疾患を挙げることは困難であるといえる。したがって、例示した疾患は比較的その型の反応の重要性が高いものであると理解してほしい。

Ⅲ　よく見られるアレルギーの疾患とその特徴

　アレルギー反応が発症の重要な原因と考えられる疾患をアレルギー疾患とよぶが、上に述べたようにこれらのうちの多くの疾患では、アレルギー反応は唯一の病因であるわけではなく、他のさまざまな生理現象がからみあって病気を起こしていると考えた方

■表 4-3 主なアレルギー疾患の種類

疾　　患	主なアレルギー反応の型	小児の症例
アナフィラキシー	I	あり
気管支ぜんそく	I （III　IV）	多い
過敏性肺炎	III （I　IV）	まれ
PIE 症候群	I　III　IV	まれ
アレルギー性気管支肺アスペルギルス症	I　III	まれ
鼻アレルギー	I	多い
花粉症	I	あり
アレルギー性結膜炎	I	多い
春季カタル	I （IV）	あり
接触型アレルギー性結膜炎	IV	まれ
じんましん	I	多い
アトピー性皮膚炎	I　IV （III）	多い
接触性皮膚炎	IV	あり
アレルギー性胃腸炎	I （III　IV）	あり
アレルギー性膀胱炎	I （III）	あり
アレルギー性耳下腺炎	I （III）	まれ
アレルギー性緊張疲労症候群	?	あり
食物アレルギー	I　IV （III）	多い
薬物アレルギー	I　II　III　IV	あり
昆虫アレルギー	I	あり
寄生虫アレルギー	I	あり
血清病	III	まれ
物理刺激アレルギー	?	まれ
職業アレルギー	I （III　IV）	まれ

がよい。つまりアレルギー疾患とは，アレルギー反応が大なり小なり関係する疾患のことであるともいえよう。表 4-3 にアレルギー疾患とされている主なものを挙げた。アレルギー疾患は表に見るように気管支ぜんそくやアトピー性皮膚炎などのように，主と

■表 4-4 主なアレルギー疾患の年齢別頻度の傾向

疾患	乳児	幼児	学童	思春期	成人
気管支ぜんそく	時に	最多	多い	多い	多い
アレルギー鼻炎	少ない	時に	多い	多い	多い
アトピー性皮膚炎	最多	多い	多い	時に	少ない
じんましん	少ない	少ない	時に	時に	多い
食物アレルギー	最多	多い	時に	少ない	少ない
薬物アレルギー	少ない	少ない	時に	時に	多い
アナフィラキシー	少ない	少ない	少ない	少ない	時に

して病変をきたす臓器によって分類したり，食物アレルギーや薬物アレルギーのように主に原因となる物質の種類によって分類する習慣である。

　アレルギー疾患は乳児から成人まで，あらゆる年代で見られるが，疾患によってその頻度には年齢差が認められる。表 4-4 にその一般的な傾向を示した。小児では，これらの疾患を多種類合併することが多い。またこれらの疾患がアトピー素因がある子どもに一定の順序で次々と発生する場合があり，これをアレルギー・マーチとよぶことがある。すなわち典型的な場合では，まず乳児期にアトピー性皮膚炎が生じ，幼児期前半で気管支ぜんそくを発症し，幼児期後半以後アレルギー性鼻炎も合併するが，その頃には皮膚炎はしだいに軽快してくる。この間じんましんなどその他の疾患も出没することがある。

　小児では，疾患の原因となるアレルゲンが年齢とともに変化することも興味深い。乳児や年少の幼児では，鶏卵や牛乳などの食物がアレルゲンとして重要であるが，1～2 歳以後では，チリダニや花粉などの吸入性アレルゲンの重要性が増すことが通例である。

一般に小児のアレルギー疾患は，成人のそれと比べて治癒しやすく，多くの場合では成人に至るまでに寛解(かんかい)するが，一部は成人となっても治癒しないこともある。小児期でははじめ重症であるほど治癒しにくい傾向はあるものの，寛解率は必ずしも重症度に関係しない。いずれにせよこの成長に伴って治癒しやすい特徴を踏まえて，小児のアレルギー疾患の治療は成人とは異なる対応が必要である。

　以上小児のアレルギー疾患の成人と対比した特徴を示したが，次に小児によく見られる疾患を中心に，各々について少し詳しく述べてみよう。

1）気管支ぜんそく

(1) 定義

　最近の学説では気管支ぜんそくは気管支を中心とする気道の慢性炎症がその本態であり，気道の過敏性や気道におけるアレルギー反応は，それを誘発あるいは修飾する有力な要因あるいは結果であると考えている。いわゆるアトピー素因は，これらの現象を起こしやすくする遺伝的な特徴であるとされる。このように考えると，従来のようにぜんそく発作を単純なⅠ型アレルギー反応の機序のみから考察する時に説明しにくかった現象が理解しやすくなり，ことに乳児や年少の幼児におけるぜんそくの発症も説明しやすくなる。

　従来乳児や年少の幼児が喘鳴(ぜんめい)を伴った気管支炎を反復する場合に，しばしばぜんそく様気管支炎あるいは小児ぜんそくという仮の診断がされることが多かった。このような子どもの多く（およそ 3/4）は，2〜3 年ほどの間にそのような症状がまったく消失するが，他のおよそ 1/4 では次に述べるような典型的な発作を見るようになって，気管支ぜんそくと確定されるようになる。この過

程のどの段階から気管支ぜんそくとすべきかはまだ定説がないが，明らかなアトピー素因を持つ子ども（家族歴や既往症としてのアトピー性皮膚炎，食物アレルギーなど）では，気管支ぜんそくに移行する可能性が高いので，発作を見る前に早くからぜんそくとして取り扱って，予防対策を講じることが得策であると考えられる。またこのような素因を持った子どもが乳児期や年少幼児期に RS ウイルスによる細気管支炎などの気道感染症に罹患すると，気管支ぜんそくの発症の誘因となることが知られているので注意を要する。

　いずれにせよ小児においても成人のように，気道粘膜の状況を生検などの直接的な診断法で容易に観察できるようになれば，ぜんそくか単なる喘鳴かという難問はより明快に解決されるだろうが，これはまだ困難であるので，アトピー素因の有無や気管支拡張薬などの効果などを参考として判断している現状である。

　小児の気管支ぜんそくの臨床的な定義を要約すると，笛声・喘鳴（てきせい）を伴う呼吸困難の発作を反復し，循環器疾患などの他の疾患ではないものをいうとされる。すなわちこの定義にはアレルギーという言葉は見られず，気管支ぜんそくすなわちアレルギー疾患という考えではないことが明らかである。では逆にぜんそくはアレルギー疾患ではないのかというと，少なくとも小児でこの定義に当てはまるようなぜんそく発作を見る患者の多く（80〜90 %）ではアトピー素因を持ち，チリダニなどのアレルゲンに感作されており，かつそのアレルゲンによって確かにぜんそく発作が誘発される。すなわちアレルギー反応としてのぜんそく発作が証明されるのであり，このような症例をアトピー型気管支ぜんそくとよぶ。残りの 10 %程度の患者ではこのようなことが証明できず，これを非アトピー型気管支ぜんそくという。成人ではこの分布が異なりアトピー型は 5〜6 割で，他は非アトピー型であり，こと

に中年以後に発症した患者の多くは非アトピー型であるといわれている。

(2) 症状

　アレルゲンの吸入の結果起こったアレルギー反応，感染，化学的刺激その他の何らかの刺激が気管支粘膜に加わって，筋肉が痙攣して内径がせばまり，粘膜の炎症によって分泌が亢進して分泌物（痰）ができるので空気の通過が妨害されて呼吸困難と雑音（喘鳴：ゼイゼイヒューヒュー）が起こる。これがぜんそく発作である。この発作は程度によっては自然に軽快することもあり，気管支拡張薬や炎症治療薬によって収めることができるのが普通であるが，時には窒息して死亡してしまうこともあるので，必ず早期に対処せねばならない。

　呼吸困難は自分で感じる症状であるから，乳児や年少幼児ではその発生は保護者が観察して認識しなければならない。顔色不良，不機嫌，浅く速く多い呼吸，起座呼吸，呼気が吸気の2〜3倍にも延長した呼吸，胸骨の上の窪みや肋骨の間が凹む陥没呼吸，チアノーゼなどは呼吸困難の存在を示唆している。咳は激しい場合もあるが，ほとんどない場合もある。

　年長児では呼吸困難と日常生活の支障の程度で発作を大，中，小に分類して，それぞれに対処しかつ記録することが重要である。どの程度の発作がどのくらいの頻度で起こるかでぜんそくの重症度が判定され，長期的な治療方針を決める基礎資料となるからである。呼吸困難が著明で全身状態が不良なのに喘鳴が消失したり，意識障害が見られたりする場合は死亡につながる最も危険な呼吸不全の状態であり，ただちに救命処置が必要であることを覚えておきたい。

(3) 治療

　小児の気管支ぜんそくの治療方針の基本は，発作が少しでも軽く，1回でも少なくなるようにして，成長とともに寛解するように導くことである。そのゴールである寛解とは発作のための薬剤を用いなくとも5年間まったく発作を認めなくなることであり，道は険しく遠いが努力しなければならない。そのための第一歩は生活とその環境の整備であり，同時に適切な薬剤を用いて発作を予防し治療することである。生活については後に詳述するが，これを抜きにしてただ薬剤だけでぜんそくを治そうとすることは，大きな誤りであることをここでは強調しておきたい。反対に発作が頻発しているのに，適切な薬剤を用いずに根性や鍛錬だけでこの病気に立ち向かおうとすることも，前時代的と非難されるべきであろう。

　小児の気管支ぜんそくの薬物療法は，起こっている発作を軽快させるための薬物療法（発作治療薬）と，発作を予防するために非発作時でも用いる薬物療法（発作予防薬）とに大別される。通常この両者を，患者の重症度や年齢などによって適切な薬剤を選んで用いている。患者（小児では保護者）は，現在使用中の薬剤についてその名称と使用する目的について十分説明を受けて理解していてほしい。筆者の経験ではこのことが不十分な患者・保護者が多数見受けられる。本章では薬物療法の詳細については割愛するが，現在では小児の気管支ぜんそくの薬物療法については，学会（日本小児アレルギー学会）が定めた基本方針（ガイドライン）が示されており，多くの医師はこれを参考として治療を行っている（なお成人には別のガイドラインがある）。

　参考までに現在最もしばしば行われる薬物療法は，発作治療のためにはベネトリンなどの交感神経刺激薬の吸入，内服あるいは貼付剤と，テオフィリン製剤の内服か静注，発作予防のためには

インタールの吸入，ザジテンやオノン（内服）などの抗アレルギー薬と，アルデシンなどのステロイドホルモンの吸入などである。これらのうちステロイド剤の吸入による発作予防は，気道の炎症を抑制する意味で最も合理的と考えられて成人では最も頻用されているが，近年は小児でも注意すれば副作用が少ないことがわかり，その使用が増しつつある。なおアレルギー学的な治療法として免疫療法（減感作療法ともいう）が従来用いられたが，煩雑なこともあり今日では小児の気管支ぜんそくに対する治療としては行われなくなった。しかしこの方法は理論的には魅力的であり，その改良が研究されていて将来が期待されている。

2) アレルギー性鼻炎（鼻アレルギー）

(1) 定義と症状

呼吸器系のアレルギー疾患で気管支ぜんそくのほかによくみられるのは，アレルギー性鼻炎である。小児ではやや年長児以後に症状が目立ってくるが，乳幼児でも精査すればかなりの頻度で見られるという。多くの場合アレルゲンの鼻粘膜への接触によって，主にⅠ型反応が起こって症状をきたす。アレルゲンとしてはスギ，ヒノキ，シラカバなどの樹木とブタクサ，カモガヤなどの草の花粉や，チリダニ，ハウスダスト，動物の皮屑などが重要である。一般に花粉によるものはその性質上季節性に症状を認め，チリダニなどによるものは通年性に症状がある。小児では通年性の場合が多いといわれているが，近年は季節性の花粉症もしばしば見られる。またペット飼育の流行とともに，ペットの皮屑や体液成分が問題となる患者が増えている。気管支ぜんそく患児においては，アレルギー性鼻炎を合併するものが極めて多く，70〜90％に認められている。

アレルギー性鼻炎の三大症状は，くしゃみ，鼻水，鼻づまりで

ある。これは成人も小児も同様であるが，小児では成人と比べてくしゃみよりも鼻づまりで悩む場合が多い。鼻がむず痒いので，鼻をいじったり擦ったりして鼻出血をよく起こす。アレルギー性結膜炎などの眼アレルギーや，副鼻腔炎の合併もしばしば認められる。

(2) 治療

治療としては抗ヒスタミン薬がよく用いられる。くしゃみや鼻水などの急性増悪(ぞうあく)には著効があるが，鼻づまりにはあまり効かない。抗アレルギー薬の点鼻または全身投与が時に有用であるが，最も有効なものはステロイド剤の点鼻であり，年長児ではしばしば用いられる。なお硝酸ナファゾリンなどの血管収縮薬の点鼻は，小児ことに年少児では危険なことがあるので用いてはならない。花粉症では免疫療法が期待されているが，現在はあまり行われていない。

3) アトピー性皮膚炎

(1) 定義と症状

「増悪と寛解を繰り返す掻痒のある湿疹病変を主体とする疾患で，患者の多くはアトピー素因を持つ」というのがアトピー性皮膚炎の定義である。つまりアトピー性皮膚炎とは湿疹の一種であり，その特徴として①痒いこと，②発疹の性状と分布に特徴があること，③慢性の経過をたどることが重要であり，ことに小児ではほとんどがアトピー素因が明らかな子どもに発症すると考えてよい。典型的な場合は生後2～3か月頃からまず頭部や顔面に発疹を生じ，乳児期後半にはしだいに体幹や四肢に広がり，幼児期以後では頸部や四肢屈曲部，腰部，胸背部などに皮疹が目立つ。乳幼児では耳介の下部や周囲にもできやすい。顔面や眼周囲にで

きると痒みのため強く擦り，眼球を圧迫して白内障などの眼症状をきたすことがあるので注意が必要である。またアトピー性皮膚炎の患児は皮膚の抵抗性が減弱していて，伝染性膿痂疹(とびひ)や伝染性軟属腫(水いぼ)に感染しやすく，水痘や単純ヘルペス感染が重症化することがある。

　アトピー性皮膚炎の患者の皮膚は脂質の構成に異常があり，水分の保持力が不十分であるといわれ，これが発症の原因のひとつとして重要視されている。アレルギー学的にはⅠ型とⅣ型アレルギーが関係しており，チリダニなどの環境にあるアレルゲンの関与が証明されている。またことに年少児では，食物アレルギーが発症や経過に重大な影響を及ぼす場合が少なくないとされ，牛乳や鶏卵がとりわけ問題とされている。

(2) 治療

　治療の基本は皮膚のケアーであり，いわゆる保湿剤などを適宜使用し，生じた皮疹の治療はステロイド外用剤を中心に行うのが鉄則である。適切なステロイド剤を適切に用いる限りでは，小児でも全身的な副作用はまず起こらない。いたずらにステロイド剤を忌避するあまり，効果のない薬剤やまして根拠のない民間療法に頼ることは，症状を悪化させ重症にさせるばかりで愚かなことである。

　ことに乳幼児では，食物アレルギーがアトピー性皮膚炎の経過に影響する場合があるから，このことを一応は考えてみる必要がある。ことに離乳期では，十分注意して観察すべきである。問題となる食物を除去したり投与したりしてその効果を確認するのであるが，除去では栄養の不足が，投与では危険な症状の発生が心配されるので，この作業は両親の考えだけで行わず，主治医(必ず小児科医のこと)の厳重な指導管理のもとで行わなくてはなら

ない。

このほか，抗ヒスタミン薬や抗アレルギー薬の内服による全身投与もしばしば行われるが，現在のところ残念ながら補助的な治療の段階を超えるものではない。

4) じんましん

じんましんはさまざまな原因で生じ，必ずしもアレルギー学的なものに限らないことにまず注意したい。アレルギー反応としてのじんましんはI型反応の典型と考えられ，アレルゲンが侵入してから短時間（通常15〜20分）で発症し，比較的短時間（1〜6時間程度）で消失する。ただし，いったん消失しても数日あるいはそれ以上執拗に再燃することもある。

発疹は通常は膨疹で不定形あるいは地図状で，短時間で形状が変化し極めて痒い。

原因となるアレルゲンの同定は思ったよりも困難で，不明で終わることも多いが，食物，薬物，昆虫などの場合には判明しやすい。アレルゲンが明らかとなった場合には，その物質は患者にI型反応を起こす危険があることを如実に示しており，次回以後接触するとアナフィラキシーをきたす可能性もあるのであるから，これを避けるように慎重に対策を考慮しなければならない。

じんましん自体の治療は局所療法はほとんど無効で，抗ヒスタミン薬や抗アレルギー薬を内服あるいは注射で全身投与する。

5) アナフィラキシー

I型アレルギー反応が急激に全身に起こり，その結果じんましん，声門浮腫，気道収縮，肺出血，肺水腫，不整脈，血圧低下，心虚血（しんきょけつ），腹痛，嘔吐，下痢，肝脾鬱血などさまざまな重大な症状をきたして死亡することもある最重症のアレルギー疾患である。

■表 4-5　アナフィラキシーを起こしやすいアレルゲン

	アレルゲン
自然界のもの	花粉（ブタクサなど），食物（牛乳，鶏卵，ソバ，小麦，キウイ，アワビ，エビなど），昆虫（ハチ，ユスリカなど），ラテックス，その他
医薬品	抗血清（ハブ毒など），ホルモン・酵素（ACTHなど），抗生物質（ペニシリン，セフェム系など），血液とその製剤（輸血，ガンマグロブリンなど），ビタミン剤（ビタミンB_1など），鎮痛解熱薬（アスピリンなど），造影剤（ヨード剤など），麻酔薬，筋弛緩薬，その他
運動誘発性	食物（小麦，貝類など）

アレルゲンもさまざまであり，薬物による場合が多いが食物や昆虫なども原因となることがある。表 4-5 にアナフィラキシーを起こしやすいアレルゲンの主なものを示した。アレルギー素因あるいはアレルギー疾患がある人は，誰でもこの事態が起こり得ることを銘記して日常注意したい。

　進行したアナフィラキシーは即刻救命処置が必要であり家庭では対処できない。だが，よく見られる初期症状を知っておいて，万一これらが複数見られたら，ただちに救急診療を依頼する。初期症状は，顔色蒼白，口内の違和感，じんましんの拡大，声が枯れる，喘鳴や呼吸困難，胸苦しさ，腹痛や嘔吐・下痢，手足が冷たい，脈拍微弱，意識混濁などである。

IV　暮らしの中のアレルギー対処法

　以上述べたように，アレルギー疾患は遺伝的な素因を持つ人

が，主に外界からのアレルゲンに対して起こす過剰免疫反応がきっかけとなってさまざまな被害を受ける疾患であるから，その対策はまず原因となるアレルゲンの確認と除去が先決であることは言うまでもない。さらに遺伝素因は現在のところでは人為的に変更できないものの，日常生活においてその過敏性を少しでも鈍化させるための工夫が考えられている。またアレルギー疾患は慢性疾患であり，長期にわたっての治療が必要である場合が多いから，医療を受けるための心得が重要である。成人の患者ではこれらのことは本人が中心となって対処するわけであるが，小児では保護者やその他の患児の成育に関与する人々が，これを患児とともに理解しかつ実行しなければならないことに注意したい。以下これらについての概略を述べよう。

1) アレルゲンとその対処法

アレルゲンは通常表4-6のように臨床的に分類され，論じられている。すなわちチリダニ，真菌（カビ），花粉，動物の皮屑などの主として呼吸器から吸入されるもの，食物として消化器から入るもの，皮膚や粘膜に接触して侵入するものなどの侵入経路による分類と，薬物や医療機材に関係するもの，一定の職業に従事する人に限って問題となるものなどである。

アレルギー反応を起こしやすい素因を持つ人は，理論的には環境のあらゆるアレルゲンに対して過敏となり得るが，実際に臨床的な問題となるアレルゲンは限られている。ある人がどんなアレルゲンで症状を引き起こすかはそれこそ千差万別であり，その意味でアレルギー疾患は本質的には個人的な疾患であるから，治療や対策も患者一人一人にオーダーメイドで計画しなければならない。とはいうものの，特に多くの人が被害を受けているアレルゲンがある。表4-5，4-6に例示したようなアレルゲンがそれに当

■表4-6　アレルゲンの分類と主な例

アレルゲン	主　な　例
吸入性アレルゲン	ハウスダスト，チリダニ（ヤケヒョウヒダニ，コナヒョウヒダニなど），花粉（スギ，ヒノキ，イネ，ブタクサなど），真菌（アルテルナリア，カンジダなど），動物の体液や皮屑（イヌ，ネコ，ハムスターなど），昆虫（ゴキブリ，ユスリカなど），その他
食物性アレルゲン	鶏卵，牛乳，大豆，ピーナッツ，小麦，ソバ，米，魚肉，獣肉，イカ，タコ，エビ，カニ，貝類，バナナ，リンゴ，キウイ，セロリ，クルミ，ヤマイモ，その他
接触性アレルゲン	金属装身具，繊維（絹，木綿など），ラテックス，昆虫（ハチ，ガなど），薬品（アルコール，消毒薬，清掃用薬品など），植物（ウルシなど），その他
薬剤アレルゲン	抗生物質，解熱鎮痛薬，麻酔薬，ワクチン，ガンマグロブリン，その他

たる。これらの主なものについては，それを構成しているどんな物質（主に蛋白質）やその構造がアレルギー反応と関係しているかについて詳細な研究が行われつつある。

　以上のことからも，アレルギー疾患の対策の第一歩はアレルゲンの検索と同定であり，その結果に基づいて生活環境からそのアレルゲンを除去することであることは自明であろう。アレルゲンの検索は，日常生活でアレルギー症状との関係が疑われる物質をよく考えてみることが先決で，しばしば最も重要な情報を与える。子どもの場合には両親をはじめとする周囲の大人が注意して観察しなければならない。この際少しでも疑われた場合には，無視せず主治医に告げて検討してもらうことが肝要である。ことアレルギーに関しては「疑わしきは罰する」である。

ここではアレルゲンの診断法については詳しく述べないが、広く行われている皮膚試験や血液検査（IgE 抗体の検索）は、I 型アレルギー反応についての検査であり、アレルギー反応全般を検索する簡便で有用な臨床検査はまだないことを知っておいてほしい。すなわち「血液検査」で陽性だったからすなわち症状の原因アレルゲンであるとは限らず、反対に陰性だから原因アレルゲンではないとは必ずしもいえないのである。このことは I 型アレルギー以外の因子の関与が大きい食物アレルギーや、アトピー性皮膚炎などでことに注意しなければならない。最終的なアレルゲンとしての確定は、現物を投与してその影響を見るチャレンジテストによらざるを得ない場合が多いが、これは時に危険を伴うから主治医の管理のもとで慎重に実施しなければならない。

いわゆる吸入性アレルゲンの多くは接触性アレルゲンとしても重要であり、その対策の基本は住環境の整備である。表 4-7 に主として家庭における注意点を挙げた。要するに清掃と整理整頓の徹底であり、ことに寝具や居室に配慮したい。

最近イヌやネコなどのペットの飼育が盛んとなり、その皮屑などの体成分がアレルゲンとなっている小児がしばしば見られる。欧米の一部の学者はこれらのペットの飼育はアトピー疾患の発生と関係がなく、むしろこれを抑制すると述べて話題となっているが、実際には被害を受けている患児も多いので、飼育はなるべく避けるべきであろう。

食物アレルゲンについての対策は、その食物の摂取を制限あるいは禁止することに尽きる。制限の程度は食物の種類、患者の年齢や病状の程度などによって主治医によって決定されるべきであり、保護者の思いつきで行ってはならない。アレルギーのための制限食は医療行為であるという認識が必要である。ある食物を制限・禁止する場合には、その食物に代わる代替食品についてもよ

■表 4-7　アレルギー患児のための家庭における住環境整備のポイント

	住環境整備のポイント
アレルゲンの除去	1) 電気掃除機と拭き掃除による清掃の徹底 　　掃除機はフィルター付きで集塵袋が二重のものがよい。排気ホースの先端はできれば室外へ出す。 2) 不要なじゅうたん類の撤去 　　床はフローリングなどに。ホットカーペットは用いない。 3) カーテンや家具の整理と清掃 　　カーテンはブラインドに。家具はなるべく減らし，清掃しやすい位置に。 4) 不要な家具や装飾品の撤去 　　布製ソファは用いない。縫いぐるみはよく手入れして少数だけ。 5) 寝具の清掃 　　洗濯，日干し，加熱，殺菌，乾燥など。防ダニふとんやカバーの使用。 6) 水場や押し入れなどのカビ対策 7) 鉢植え，生花の撤去または制限 　　花粉のシーズンには窓を閉める。 8) 温血動物の室内飼育の禁止 9) エアコンのフィルターや加湿器などの清掃
微気象への配慮	1) 過度の暖冷房や加湿を避ける 2) 適切な換気 3) 窓の開閉やカーテンなどの使用の工夫 4) 日照の加減 5) 衣服の調節
室内空気の汚染の防止	1) 禁煙の励行 2) 適切な換気 3) 非換気型の暖房器具の禁止 4) 化粧品，殺虫剤，清掃剤，消毒剤，防臭剤などの適切な使用 5) 調理による煙や匂いの排出 6) 線香や香への対策 7) 空気清浄機などの使用 8) 揮発性の建材への対策

く理解し，患児に栄養学的な欠損をきたさないように十分に注意する。

2) その他の生活上の注意

いわゆるアレルギー疾患は過敏な免疫反応を本質とするが，そのほかに生活環境から受けるさまざまの刺激があいまって病像を構成している。そのうちのいくつかについて述べよう。

まず小児ことに年少児で重要なのは種々の感染症である。例えば気管支ぜんそくの発症にも発作の誘発にも，ウイルスを中心とするいろいろな気道感染が鍵を握っており，感染の予防と早期の治療は最も肝要な気管支ぜんそくのための対策であるといえる。アトピー性皮膚炎でも，皮膚感染の合併は難治化の最大の原因である。

公害としての大気汚染は個人としてはいかんともなし難いが，家庭の室内空気の汚染防止は，ことに気道のアレルギー疾患にはキー・ポイントとなるので積極的に取り組むべきである。禁煙の完全な実行，適切な換気の工夫，非換気型暖房の禁止，エア・クリーナーなどの使用，化粧品・殺虫剤・清掃剤・消毒剤・防臭剤などの適切な使用，調理の匂いや煙・香・線香などへの対策などを考慮すべきであり，室内の温度や湿度などの調節も必要となることがある。

衣服や装身具などにも注意が必要である。小児では皮膚を鍛錬して寒暑の変化に過敏でないようにすると，アレルギー疾患が軽快することが古くから知られており，最近ではその科学的根拠も示されてきている。なるべく薄着ですごすことや，年長児では水浴びや水泳などで積極的に鍛えることなどが推奨される。

家庭のみならず幼稚園・保育所や学校における生活についての配慮もアレルギー患児の暮らしの中の対策として忘れてはならな

い。その基本は家庭における対策と同様であるが，共同生活であるから個々の希望は叶えられないことが多い。両親は園や学校側とよく連絡しあって，可能な限り良い環境が得られるように努力したい。

3）アレルギー疾患の患児を育てる家庭の対処法

　アレルギー疾患を持つ子どもの両親は，少なくともいずれかがやはりアレルギー疾患を持っている場合が多いから，アレルギー疾患についての知識はかなり豊富なことが通例である。しかし情報量ばかり多くて，正しく理解している人は必ずしも多くない実状である。この際ぜひ本書をはじめ適当な参考書で正しい知識を確認してほしい。またこの領域には科学的根拠がない俗説や怪しげな民間療法が多数はびこっているので，惑わされないように注意したい。参考書でアレルギー疾患の概略を理解したら，次にわが子の症状について，参考書に書いてあることのどれが当てはまるか考えてみる。また今までの経過でアレルギーと関係がありそうな事件を思い出して，年代順にメモを作ってみる。このメモを持って受診すると，医師は病歴を考える際に極めて参考となる。

　次に重要なことは受診体制の確立である。アレルギー疾患は慢性疾患であるから，症状があるたびに別の医師の診療を受けることは治療の一貫性から見ても得策でない。必ず主治医を定めて，非常の場合以外は常にその医師を受診するのがよい。この際肝腎なことは，主治医は原則として小児科医とすべきであり，他科の医師は病状による小児科医の勧めに従って受診するようにする。幼児以下の年少児，ことに乳児については必ずこれを守ること。年少児のアレルギー疾患は特に全身的な対策が必要であり，加えて発育・発達の評価，予防接種，哺乳や離乳の指導など，アレルギー疾患とからむ小児科医の独壇場ともいえる領域が多いからで

■表4-8 日常のアレルギー疾患対策のキー・ワード ABC

A:	Allergen	アレルゲン検索が第一歩
B:	Bath	入浴のしかた，皮膚のケアー
C:	Cold	かぜか？ ぜんそく発作か？
D:	Drug	薬を理解し，正しく用いる
E:	Education	子どもにもよく教え，自分も学ぼう
F:	Food	食物アレルギーに注意
G:	Grass and Tree	花粉は意外に遠くまで飛ぶ
H:	Hospital and Doctor	受診体制を確立する
I:	Insect	ハチなどの昆虫もアレルギーのもと
J:	Job	職業関連アレルゲンで子どもも迷惑
K:	Kitty and Puppy	ペットの飼育は要注意
L:	Love	愛はアレルギーにも打ち勝つ
M:	Moving	環境改善の奥の手は引っ越し
N:	No smoking	タバコは最大最悪の公害
O:	Ointment	軟膏の使い方を正しく
P:	Pollution	大気汚染地区はできれば避ける
Q:	Quackery	インチキ療法に迷うなかれ
R:	Record	症状・経過をノートに記録する
S:	School	学校や幼稚園・保育所との連絡を密に
T:	Training	適度の鍛錬をうまずたゆまず
U:	Underclothed	薄着の子どもはかぜひかぬ
V:	Vaccination	予防接種は主治医に相談して
W:	Weather and Climate	気象・気候の変化に注意
X:	Exercise	適当な運動を上手にしよう
Y:	Yard	外で遊ぼう，テレビはあとで
Z:	Zeus	やるだけやって…あとは神任せ

ある。ちなみに最近標榜が許されて散見するようになったアレルギー科医は，必ずしも子どものアレルギー疾患を専門とするとは限らないので，まず小児科医を選ぶ方が賢明である。

　患児だけがアレルギー疾患があって兄弟姉妹には問題がない場合には，健常な兄弟姉妹に対する配慮を両親は忘れないようにし

たい。上記のようなアレルギー患児に対する日常生活の対処を励行しようとすると、家族全体が多かれ少なかれ影響を受け、生活の制限をともに行わざるを得ない場合が生じる。例えば飼いたいネコを姉にがまんしてもらわねばならなかったり、兄が好きな食品を食卓に乗せられなかったりする。両親の配慮が欠けると兄弟姉妹の不和の原因となる恐れがあり、健常児に対する配慮が意外に重要な注意すべき点である。家族の協力を要請し適切に対処することは、両親の常に心がけなければならない事項である。

　学校や幼稚園の先生、保育士をはじめとする保育施設のスタッフの役割も重要である。担当する児童・生徒にアレルギー疾患を持つ子どもがいる場合は、それぞれの子どもについて両親を通じて主治医とよく連絡し、生活上の注意を確認しておく。ことに給食、作業、運動、校外活動、予防接種などへの参加の可否や注意などが重要である。また起こり得る危険な症状とその対処法についても理解しておいてほしい。

　章を終わるにあたり、まとめとしてアレルギー疾患の対策のキーワードの ABC を表 4-8 に示した。

■第5章■
子どもによく見られる病気

I 感染症

1) 伝染病と感染症

　従来わが国では，広く伝染病ということばが使われていた。1893年（明治30年），伝染病予防法が制定されてから約100年たった1999年（平成11年），伝染病予防法という代わりに，感染症予防法（感染症新法）という法律に変わった。法律が変わるとともに，伝染病という代わりに，感染症ということばが多く使われるようになった。もちろん現在でも，学校保健法などで伝染病ということばも使われてはいるが，伝染病という場合は麻疹や水痘などのように，人から人へうつる病気の場合をいう。それ以外の，例えば破傷風などのように，土の中にいる菌が人に病気を起こしたり，必ずしも人から人にうつる病気とは限らず，人以外のものからうつる場合も含めて感染症といっている。

　感染症予防法の中には従来の伝染病予防法や，性病予防法，エイズ予防法なども含まれている。また寄生虫予防法は平成6年廃止されたし，ハンセン氏病予防法も平成8年廃止された。この間

世界的に天然痘は撲滅されたし、ポリオも予防接種などによって克服され、わが国では現在ほとんど見られなくなった。結核も、BCGや抗結核剤などによって激減してきたが、平成14年現在、まだ年間4万人くらいの発生を見ている。

2) 新興感染症と再興感染症

最近世界各国間の往来が激しくなるにつれ、今まで日本で見られなかった病気が、いつよその国からわが国に入ってくるかわからない状態になってきた。昔エイズがアフリカで発生し、1980年代世界各国に、新しい感染症として、あっという間に広がるのではないかと懸念され、事実アメリカでは短期間に激増した。わが国にももちろん入ってはきたが、激増するというほどではなかった。

現在アフリカで見られているエボラ出血熱、クリミア・コンゴ出血熱、マールブルグ熱、ラッサ熱、その他C型肝炎などが新興感染症として挙げられ、感染症新法では第一種の病気として取り扱われる（p. 163、表5-2参照）。わが国には今まで見られなかった新しい感染症であり、これがわが国ではやらないようにするためには、いかにすればよいか、もし万一わが国で見つかった時には第一種感染症として隔離し、感染経路を遮断、適切な治療をすることが問題となっている。

再興感染症というのは、いったんほとんど見られなくなったのに、また増加してきた病気をいう。百日咳、マラリヤ、結核などはその傾向があるといわれる。予防接種で防げるものは、忘れないで実行することが大切である。

3) 感染症の原因

感染症の原因は多数あるが、その主なものとしては、ウイル

ス，細菌，それらの中間に分類されるマイコプラズマ，リケッチアといった微生物などが挙げられよう。その他原虫，芽胞(がほう)なども問題となる。マラリヤは蚊によって媒介された原虫によって起こるし，1歳以下の乳児に蜂蜜を与えると，その中に存在するボツリヌス菌の芽胞によって，いろいろと障害を起こす。1歳以上になると，腸の消化吸収力もだんだん発達してきて，芽胞のままでは吸収されなくなり害も少なくなる。したがって，現在蜂蜜は，1歳未満は使用禁止，1歳過ぎれば問題なしとしている。

　個人の栄養状態，免疫感染防御機構の成熟度，年齢や基礎疾患（未熟児や先天異常，腫瘍罹患児などは感染を受けやすい）などによっても，感染症にかかりやすかったり，症状の程度が重症であったり軽症であったり，変化が見られる。

4）各成長時期に見られやすい感染症

　新生児期，乳児期，幼児期，学童期，それぞれの成長発達段階によって，かかりやすい病気に多少の違いが見られる。

　どの時期を通しても，一番子どものかかりやすい，また数からいって最も多く見られる感染症は，呼吸器感染症，ことに感冒様症候群であるが，かぜ，気管支炎，肺炎などの気道感染症を除くと，表5-1に示す通りである。

(1) 新生児期感染症

　新生児期に感染を受けると，容易に敗血症になったり，中枢神経系感染症を起こして髄膜炎などになりやすい。元気がなくなり，哺乳力もなくなり，呼吸が乱れたり，嘔吐，発熱，時には発疹などが出ることもある。病院，産院から退院して家庭に戻り，かぜをひいた人がお祝いにきて抱いたりすると，抵抗力の弱い赤ちゃんにかぜがうつる。大人にとってはほんの鼻かぜ程度であっ

■表5-1　成長過程からみた主要な感染症の疾病構成（除気道感染症）

新生児期	乳児期	幼児期	学童期
中枢神経系感染症 敗血症 尿路感染症 胎内感染症 (TORCH症候群)	腸管感染症 尿路感染症 中枢神経系感染症 急性熱性発疹症 など （突発性発疹・ 夏かぜ発疹症） 敗血症 (MCLS) 中耳炎・結核	急性胃腸炎 尿路感染症 ムンプス・水痘 中耳炎・結核 中枢神経系感染症 (MCLS) 急性熱性発疹症 （夏かぜ発疹症・ 手足口病など）	急性胃腸炎 尿路感染症 感染性発疹症 （伝染性紅斑・ 風疹など） 伝染性単核症 リウマチ熱

ても，赤ちゃんがかかると間質性肺炎になって重症になることもある。生まれたての赤ちゃんは，病気によっては母親から免疫を受け，かかりにくいが，かぜに対する免疫はほとんどないのである。

　胎内感染症としてTORCH症候群というのがある。"TORCH"とは日本語の「たいまつ」を意味するが，TはToxoplasma症の頭文字のT，OはOthers（クラミジアなど），RはRubella（風疹）の頭文字，CはCytomegalo（サイトメガロ感染症），HはHerpes Simplex Virus（ヘルペスウイルス感染症）の頭文字で，それらを合わせるとTORCHとなる。子宮内で感染し，新生児期にそれぞれの症状が見られる（p. 22参照）。

(2) 乳児期感染症

　乳児期になると乳汁栄養から離乳食へ進み，あるいは手をしゃぶったり，何でもなめたりするので，腸管感染症も増えてくる。また行動範囲も増え，外出も多くなったりすると感染の機会も増

え,急性熱性発疹症(夏かぜ発疹症など)も増えてくる。

乳児がかぜといわれて,3日も4日も熱が続き機嫌が悪い場合,尿を調べてみると尿路感染(p. 180参照)であることがある。また外見的にわからなくて中耳炎にかかっていることもある。

(3) 幼児期感染症

幼児期になって保育園や幼稚園で流行する水痘やムンプス(おたふくかぜ＝流行性耳下腺炎),手足口病などの夏かぜ発疹症も多くなる(p. 173参照)。MCLS(川崎病, p. 197参照)は乳幼児期に多い。

(4) 学童期

学童期前半はまだ幼児期と同様の病気が多く見られるが,後半になると免疫機構も成熟してくるためか,あまり感染症にかからなくなってくる。伝染性単核症やリウマチ熱も最近はあまり見られなくなったが,乳幼児期に比べれば学童期にやや多い。

5) 保育園,幼稚園,学校で予防すべき伝染病と出席停止の期間

子どもたちはまだ免疫力が弱いので,保育園,幼稚園,学校などで,麻疹,水痘,インフルエンザなど感染力の強い病気が発生すると次々に伝染し,時には一時学級閉鎖に追い込まれることもある。自分自身の身を守ることと同時に,他人へうつすことの迷惑も考えて,予防接種のある病気はあらかじめ集団生活をする前にすませておき,病気にかからないよう心がけたいものである。

もし万一病気にかかった場合には,病気の種類,程度によって一定期間休ませる。どの程度の出席停止期間が必要か,医師の判断を待たなければならないが,おおよその判断基準は表5-2に示

■表5-2　第一種〜第三種感染症および出席停止期間の基準

	対象疾病	出席停止の期間の基準
第一種	エボラ出血熱 クリミア・コンゴ出血熱 ペスト マールブルグ熱 ラッサ熱 急性灰白髄炎 コレラ 細菌性赤痢 ジフテリア 腸チフス パラチフス	治癒するまで
第二種	インフルエンザ 百日咳 麻疹 流行性耳下腺炎（ムンプス） 風疹 水痘 咽頭結膜熱 結核	解熱したあと2日を経過するまで 特有の咳が消失するまで 解熱したあと3日を経過するまで 耳下腺の腫脹が消失するまで 発疹が消失するまで すべての発疹がかさぶたになるまで 主要症状が消失したあと2日を経過するまで 伝染のおそれがなくなるまで
第三種	腸管出血性大腸菌感染症 流行性角結膜炎 急性出血性結膜炎 その他の伝染病 （溶連菌感染症，ウイルス性肝炎，手足口病，ヘルパンギーナ，伝染性紅斑など）	伝染のおそれがなくなるまで

す通りである。

　第一種の対象疾病としては，新興感染症や昔の法定伝染病として，ペスト，急性灰白髄炎（ポリオ），コレラ，赤痢，ジフテリア，腸チフス，パラチフスなどが含まれる。これらの疾病にかかった時は，感染症新法に従って，治癒するまで指定された隔離病棟に入院し治療を受ける。

第二種感染症として挙げられるものは，小児によく見られる感染症である。保育園や幼稚園，学校に通っている子どもがかかった場合には，表 5-2 に示す出席停止期間を守らせ，他人への伝染を防ぐ。

(1) インフルエンザ

　インフルエンザウイルスにはいろいろな型があり，年によって流行が異なる。2004 年にはトリインフルエンザが人間にもうつって，大騒動を起こした。インフルエンザは流行する速度も速く，重症になって死亡する例もある。

　潜伏期は 1～2 日，急に高熱が出る。頭痛，咽頭痛，筋肉痛などが現れ，乳幼児では不機嫌，食欲不振，不眠，元気もなくなり，咳がひどく，ぐったりとなる。吐いたり下痢をすることもあり，呼吸が速くなって肺炎を合併することもある。

　最近インフルエンザに有効な薬も使われ出したが，かかった時には，保温，安静，水分補給が大切である。任意の予防接種もある。保育園，幼稚園は，表 5-2 に示すように解熱後 2 日を経過するまで休む。すなわち発病後 5～7 日くらいたって，元気になれば登園してもよいということになる。

(2) 百日咳

　百日咳菌によってうつる。1～2 週の潜伏期の後，かぜのような症状で始まる。発熱のないことも多く，2 週目くらいになると咳は激しくなり，ことに夜間に多く，たてつづけに発作的に咳をして，その直後深い吸気があり，ヒューッと音をたてる。これをレプリーゼといって，百日咳特有の症状とされる。発作性の咳は 1 か月くらい続くこともあり，出生後数か月の乳児では，呼吸困難で窒息を起こす危険がある。

咳がすっかり落ち着くまでに、百日くらい要するので百日咳の名がある。

DPT3種の予防注射や抗生剤使用のため、現在は極めて少なくなったが、予防接種をゆるめると、また再興感染症となりかねない。

(3) 麻疹（はしか）

伝染力が強く、症状が激しいので、子どもにはかかってほしくない、予防してほしい病気である。

はしかウイルスにより、患者のくしゃみ、咳などによる飛沫で感染する。乳児の場合、生後半年くらいまでは、母体から受けた免疫の効力があってかかりにくい。

はじめの潜伏期にはかぜに似た症状を呈する。1週間ほどの潜伏期の後、発熱、咳、くしゃみ、鼻水、目やになどが見られる。発疹が出る2〜3日前から、口中の頬の内側に白いけし粒大の斑点（コプリック斑）が数個見られる。これは麻疹の大きな特徴である（ただし見つけにくいこともある）。

熱は一時下がるが、またぶり返し以前より高熱となり、同時に赤い発疹が耳後方、首すじのあたりから現れ、全身に広がる。その頃は熱も高く、咳は激しく、喉が痛くて食事も通らず、患児は元気がまったくなくなる。発疹が出始めてから3日ほどが病気のピークで、あとは熱も下がり、咳も軽くなっていく。5〜6日たっても熱が下がらないようなら、肺炎や中耳炎などの合併症も疑われる。

発疹は熱が下がり、快方に向かうにつれ赤色が徐々に色あせてきて、褐色がかった色素沈着となる。色素沈着がまったく消えるには1週間くらいかかることが多いが、熱が下がってから3日以上たち、咳も落ち着いて元気になったら、保育園や幼稚園に行っ

ても差し支えない。

 治療では安静と保温が第一で、食事は食べやすいもの、ビタミン豊富な献立を考える。対症療法として、咳止めや解熱鎮静剤を用いるほか、細菌感染による合併症を防ぐため、抗生剤が使われることも多い。

 なお、麻疹は予防接種により予防することが大切である。

(4) 風疹（三日ばしか）

 風疹ウイルスによって起こる。麻疹に似た発疹が見られるが、麻疹の発疹より小さく、数もやや少なめである。熱、咳、鼻水、目やにの症状も、あってもほんのわずかで、気がつかないことさえある。麻疹と同様、一度かかれば終生免疫が得られ、二度とかからない。

 発疹は2〜3日のうちに消え、色素沈着はない（3日くらいで消えるので三日ばしかといわれる）。やや程度が強い時は、高熱になったり、後頭部、首、耳の後ろや腋の下のリンパ節がはれ、圧痛が見られたり、関節炎を起こして関節痛の見られることもある。

 一般に子どもがかかると軽度のことが多く、特別の治療の必要もなく、発疹が消えれば保育園、幼稚園に出席してもよい。ただしウイルスは2〜3週間体内に残るという。妊娠早期の女性が風疹にかかると、生まれてきた子に奇形や異常の見られることがあるので、妊娠前に予防接種をやっておくことが勧められる。

(5) 水痘（水ぼうそう）

 水痘は帯状疱疹ウイルスと同じウイルスの感染によるもので、乳幼児に流行する。伝染力は強く、1度かかれば2度とかからない。

症状は，約2週間の潜伏期の後，軽い発熱（気づかないこともある）に始まり，発疹が胸，腹，背中から顔面，全身に広がって，しきりにかゆがる。

　発疹は最初のうち赤く盛り上がった斑点様で，その中のいくらかは水疱になっていき，さらに経過すると，乾いてかさぶたになる。この変化のスピードは速く，したがって発疹が出て数日のうちに，一部は赤い発疹，一部は水疱，一部はかさぶたといろいろな段階の発疹が見られる。

　かさぶたは2週間程度残るが，発疹が出始めてから1週間もたち，全部がかさぶたになり一部が落ち始める頃には，人への感染力はなくなる。したがって，だいたい発疹が出始めてから1週間もたち，全部がかさぶたになれば，幼稚園，保育園へ行っても差し支えない。

　予後の経過もよく，合併症はあまりない。治療として最近抗ウイルス剤が用いられ，発疹が出てから2日以内に使用すると，かなり軽症ですむ。その他，かゆみ止めの散薬や軟膏を用いる。水痘予防ワクチンも任意接種で行われている。

(6) 咽頭結膜熱（プール熱）

　プールで感染し，流行しやすいのでプール熱ともいわれる。原因はアデノウイルスで，発熱，咽頭炎，結膜炎が見られる。

　潜伏期間は約1週間。夏かぜの一種でかぜの症状があり，治療もかぜと同じ手当に加えて，結膜炎の治療を行う。熱は3，4日で引き，眼の方もすぐに治る。一般症状は3，4日で落ち着いても，アデノウイルスは，3〜4週間排泄されるので，その間，皆と一緒のプールは休ませる。

(7) 手足口病

　コクサッキーウイルスの感染によって起こる。潜伏期間は3～7日で、5歳以下の子どもに多い。夏から秋にかけてはやり、夏かぜのひとつとも考えられる。

　症状として、病名の示す通り手のひら、足の裏、口の中、頬の粘膜に水疱性の発疹が出るのが特徴である。発熱を伴うこともあるが、多くは熱に気づかない。口腔の水疱は破れて口内炎となり、痛むこともある。手足の水疱は水ぼうそうの時のように破れてかさぶたになることはなく、数日で吸収されて跡を残さない。3～4日から1週間前後で全治するが、口内炎のひどい時は痛くて食事が食べられず、治るまで10日くらいかかることもある。

　発疹は手、足、口に出るが、その他臀部、大腿、膝、肘などに出ることもある。

　この病気のウイルスも、罹患児の体内にしばらく残り感染源となりかねないが、軽症の病気なので、保育園、幼稚園で出席停止期間は特に設けられていない。

(8) ヘルパンギーナ

　夏かぜの一種で、コクサッキーA群ウイルスによるものが多い。

　症状は、急に高熱が出て、咽頭痛、食欲減退、頭痛、腹痛、嘔吐を見ることもある。咽頭は赤くなり、小水疱ができ、それが破けて潰瘍となり、その周りに紅暈(こううん)が見られる。

　特効薬はないものの、かぜの治療が行われ予後はよい。水分補給と食べやすい形の食事を与え、3～4日で回復する。

(9) 伝染性紅斑(りんご病)

　ウイルス感染により起こる。潜伏期は17～18日で、その後発

疹が出る。感染性のある期間は潜伏期の5〜10日頃で、発疹出現後は、人から人への感染はほとんど見られない。したがって隔離対策の必要も、あまりないとされている。

症状としては、子どもにとって軽症のことが多い。はじめ両頬に赤い発疹（紅斑）が出現する。そのためにりんご病といわれる。次いで腕や下肢にもレース様の紅斑が出現し、発疹は4〜7日くらいで消失する。一般状態は軽微である。

(10) 流行性耳下腺炎（おたふくかぜ）

おたふくかぜウイルスによって起こる。潜伏期は2〜3週と比較的長いので、集団保育の場では、流行はだらだらと続く場合がある。

発熱、食欲不振などの症状で始まり、まもなく耳下腺がはれてくる。耳下腺の腫脹は多くは両側性であるが、片方だけのこともある。片方だけかと思っていると、しばらくたってから他方がはれることもあり、腫脹は7日前後続く。押すと痛みがあり、また食物を嚙む時に痛みを訴える。

合併症として、難聴や髄膜炎、年長児では卵巣炎や睾丸炎を起こし、不妊症の原因になることもある。

登園登校停止期間は、耳下腺の腫脹が消失するまでと定められている。したがって、はれ出してから7〜9日くらいは休ませることとなる。

予防接種として、生のワクチンが任意接種として行われている。

(11) 溶連菌感染症（溶血性連鎖状球菌感染症）

溶連菌にはいろいろの種類があるが、主なものはA群ベーター溶連菌で、体のどこにでも感染を起こす。

皮膚では膿痂疹（とびひ），咽頭では咽頭炎や扁桃炎を起こし，たびたび中耳炎を併発する。丹毒やしょう紅熱，リウマチ熱の原因にもなり，急性腎炎を起こすこともある。

しょう紅熱は，昔は法定伝染病として隔離し，恐れられたが，ペニシリンが有効で，軽症で治癒するものが多くなった。したがって現在の感染症新法では，第三種感染症として医師が届け出をすればよいことになり，隔離の必要もなくなった。

しょう紅熱は発熱，咽頭痛で始まり，1〜2日たつと，全身が真っ赤になるほどの細かい発疹が出現する。しかし口の周囲だけは白っぽく残る。舌は苺のようにブツブツと赤くなる（口囲蒼白，苺状舌）。1週間くらいで熱が下がり，発疹も消えてくる。1〜2週すると皮膚がむけてくる（落屑）。

6）かぜ（感冒症候群），気管支炎，肺炎

（1）かぜ

① 定義

「かぜは万病のもと」「何のかぜくらい」といわれるように，かぜは病気の中でも一番多いものである。いろいろな病気は，かぜ症状で始まるものが多い。また，概して軽症の病気と考えられる。

かぜはひとつの病気だけでなく，症候群と考えられるので，感冒症候群ともいわれる。

一応定義としては，「急性上気道炎」であり，主としてウイルスによって感染する呼吸器疾患である。症状がひどい時は，下気道の炎症を起こすこともある。上気道というのは，鼻，咽頭，喉頭をいい，気管，気管支，肺を下気道という。また，「うつらないかぜ」（非感染性感冒）というのも見られる。煙草の煙や，アレルギー，気温の変化，急に寒くなった時の生理的な反応とし

て，咳が出たり鼻水が出たりする。「かぜ」の症状として，咳や鼻汁分泌などが挙げられるので，子どもが咳をしたり鼻をぐずぐずさせたりすると，すぐ「かぜ」ではないかと診察を受けにくる例が多い。こういう非感染性感冒は，本来の医学的な感染性感冒ではなく，煙を避けたり，アレルギーに対処したり，温かくするだけでよくなるものである。昔，「うつらないかぜ」を「寒冒」，「うつるかぜ」を「感冒」と書いて区別したこともあるが，感染性感冒の場合は子どもは機嫌が悪くなり，非感染性感冒の場合は，機嫌はそれほど悪くない。

また「大人のかぜ」と「子どものかぜ」の大きな違いは，「大人のかぜ」は上気道の炎症で，咳や鼻水が出るとか，咽頭が痛いとか，局所症状が主であるが，「子どものかぜ」，特に乳幼児の場合は局所症状だけでなく，発熱，不機嫌，食欲不振，不眠，嘔吐，下痢など全身症状も示す場合が多い。

② 症状

鼻汁分泌，鼻づまり，咽頭痛，咳，喘鳴（ぜんめい），嗄声（かせい），軽い発熱などが主であるが，子どもでは，胃腸もやられて吐いたり，下痢をしたり，その他全身症状として頭痛，腹痛，悪寒，不眠，食欲不振，高熱，時には痙攣，発疹を伴うこともある。原因となるウイルスの種類によって症状の違いも見られる。

③ 原因と種類

かぜの原因の約 90 ％がウイルスで，次いでマイコプラズマ，細菌，真菌，リケッチアなどとなっている。

ウイルスにも多数の種類があって，その種類によって症状も多少違う。最近はウイルスの分離培養，検査方法がいろいろ開発されてきたが，まだ経済的効率的に病原ウイルスを簡単に探すこと

は難しい。しかし，昔「かぜ」の一種といわれていたインフルエンザも，簡便な検査法によって迅速に診断されるようになり，A型（A-H1N1〔ソ連型〕，A-H3N2〔香港型〕），B型などに分けられるようになった。それとともにインフルエンザは，国際疾病分類でも「かぜ」から独立した病気として取り扱われるようになった。

アデノウイルスはかぜの原因ウイルスとして多く見られ，39度以上の高熱が3～4日続いたり，嘔吐，下痢，扁桃炎，咽頭結膜熱の原因となったりする。

エンテロウイルスも「かぜ」の原因となるが，これにはまた多種の型のウイルスが含まれる。コクサッキー，エコー，ポリオなどはエンテロウイルス群に属するウイルスで，「夏かぜ」の原因になりやすい。発疹が出たり髄膜炎を伴うことがある。

RSウイルスは上気道から下気道の炎症（気管支炎や肺炎など）を起こすことが多く，ゼイゼイという喘鳴を伴うことが多く，小さな乳児では間質性肺炎などを起こし重症になることもある。

ライノウイルスは普通感冒，鼻かぜといわれる軽症のかぜの原因となる。免疫のでき方も弱く，一度かかって3～4か月もすると，またかかることもある。しかし何度か感染を繰り返しているうちに，漸次免疫が完成され，かかりにくくなる。

その他「かぜ」の原因となるウイルスに，ヘルペスウイルスやサイトメガロウイルス，ムンプスウイルス，パラインフルエンザウイルス，オウム病（トリ病）ウイルス（p. 177参照）などが挙げられる。

ロタウイルスは吐き下しのタイプで現れ，感冒性嘔吐下痢症とか，白色便性消化不良症などと呼ばれる。吐き下しのひどい時は，脱水症状になるので要注意である。

マイコプラズマによる「かぜ」は咳がひどく，2～3か月続くことが多い。肺炎像を呈するものもある。

細菌によるものでは，溶連菌やブドウ球菌による咽頭炎や扁桃炎が多く，幼児期後半から学童期に多い。

真菌（かび）やリケッチアが原因となり，感冒様症状を起こすものもある。

以上のように，「かぜ」の原因である各種のウイルスや細菌などによって，その症状や現れ方が異なり，いろいろの種類の「かぜ」があることがわかる。

また，鼻炎，咽頭炎，扁桃炎，喉頭炎なども感冒症候群であるが，ウイルスや細菌などが侵す場所により，このように命名されたものである。

さらに，はやる季節により「夏のかぜ」（手足口病，ヘルパンギーナ，咽頭結膜熱など），「冬のかぜ」（インフルエンザ，ロタウイルス感染症など），普通感冒（いつの季節にも見られるが，冬に多く夏に少ない）などにも分けられる。

④ 治療と予防

かぜの原因は大部分がウイルスであり，「かぜ」ウイルスに対する特効薬的な抗ウイルス剤は，現在のところ使われていない。

安静，保温（20℃前後），湿度保持（50～70％），栄養補給などの一般療法，ならびに対症療法が主となる。

対症療法としては，解熱鎮静剤や鎮咳剤などが用いられ，吸入療法や点鼻薬，うがい，塗咽剤，口中錠（トローチ）などが使われることもある。

抗生物質はウイルスには効かないが，細菌やマイコプラズマなどが原因と考えられる「かぜ」や，細菌二次感染の認められた時，下気道感染症を伴っている時，あるいは既往疾患の再発や合

併症による症状悪化の予想される症例，例えば既往歴に中耳炎や副鼻腔炎などがあったり，先天性心疾患，先天性免疫異常，貧血，虚弱な乳児，等々であったりする場合は，二次感染防止のための予防的適用として投与される（細菌の種類が変わったり，細菌が耐性を持つことによって効力がなくなったりして二次感染を起こすことがあるため，十分留意する必要がある）。

予防としてインフルエンザワクチンを除き，かぜ疾患群の予防ワクチンは現在のところ，特にない。

感染発病率が高く重症化しやすい乳児に対しては，かぜの流行期には，人込みを避け，罹患者との接触機会を少なくするとか，抵抗力をつけるためにも，栄養，睡眠，運動などにも十分気をつける。幼児期後半にでもなれば，手洗い，うがいなどの衛生習慣を身につけさせる。

(2) 気管支炎

「かぜ」の炎症が気管支まで及んだもの。発熱，咳，たん，鼻水のほか，ゼーゼーいう喘鳴(ぜんめい)を伴うこともある。乳幼児の場合，たんはうまく外に出せず，飲みこんでしまう。咳こみがひどく，吐くこともある。

治療は「かぜ」の時と同様。水分補給を十分し，湿度を高めにすることも必要。抗生剤も使われる。

(3) ぜんそく様気管支炎と気管支ぜんそく

ぜんそく様気管支炎は，主として「かぜ」のウイルス感染が原因となり，体質的なものも加わって，ゼーゼーという喘鳴が目立つ病気である。

発熱，咳，喘鳴を伴うものの，呼吸困難とまではいかず気管支ぜんそくと区別される。気管支ぜんそくは呼吸困難の発作を伴う

ことが特徴である (p. 141 参照)。

治療としては咳止めや,抗アレルギー剤,抗生剤などが程度により用いられる。治るまで相当長い期間がかかる場合もあり,ぜんそく様気管支炎から,気管支ぜんそくになることもある。俗に小児ぜんそくといわれるものは,このぜんそく様気管支炎が主と考えられ,幼児期を過ぎるとよくなることが多い。

(4) 肺炎

種々のウイルス感染や,ブドウ球菌,肺炎双球菌などの細菌感染,マイコプラズマやインフルエンザ,クラミジアなどの感染によっても,肺炎は引き起こされる。

高熱,激しい咳,脈拍や呼吸数が多くなって,乳児の場合,呼吸数が1分間60以上にもなり,小鼻をぴくぴくさせたり(鼻翼呼吸),みぞおちが呼吸のたびに陥没する(陥没呼吸)こともある。これは呼吸困難の徴候である。

不機嫌,不眠,食欲不振も加わり,特に顔色が蒼白になる時は重症で,まれに死亡することもある。

抗生物質や点滴療法などで,現在肺炎で死亡する例は少なくなったが,まだまだよく見かける病気である。

7) ペットからうつる子どもの病気

ペットから人へうつる病気,ことに重症例は最近少なくなったが,ペットを飼う子どもたちは逆に多くなった。いろいろな種類の動物から,いろいろな種類の病気がうつるが,その主なものを表 5-3 に示す。

イヌ:犬回虫症は,生後5か月頃までの仔イヌでは約半数くらいに見られ,その卵が糞便中に排出され,外界で2〜3週で成熟卵となり経口的にペットから子どもにうつる。腹痛,下痢などの

症状の見られることもあり，ひどい時には肺や脳に寄生して，頑固な咳や失明に至った例もある。仔イヌを飼う場合には獣医の検査を受け，虫卵があったら完全駆虫してから飼うことが大切である。フィラリアや瓜実条虫(うりざねじょうちゅう)は少なくなったし，最も恐ろしい狂犬病は日本では1956年を最後に，その後発生がない。ただ東南アジア，アフリカではまだあり，死亡することもあるというので油断は禁物である。子どもの胃腸炎を起こすカンピロバクターは，イヌの下痢便が感染源である。

　ネコ：トキソプラズマ症とネコノミが問題である。トキソプラズマが妊婦に感染すると，胎児にもうつり，水頭症をきたすことがある。仔ネコの下痢便中の卵や，ブタなどの生肉が感染源となるので，抗体陰性の女性が妊娠したら，仔ネコの下痢便に注意し，生肉を食べないことが大切である。

　ネコひっかき病はただの掻き傷だけでなく，バルトネラ・ヘンセラという菌の感染により局所は赤くはれ，リンパ節炎が現れ，頭痛や食欲不振など，治るまで2か月くらいかかる。

　イヌやネコ，ウサギの毛やフケによるぜんそくや鼻アレルギーなどが最近増えている。

　ハツカネズミ，ハムスター，リス：これらはペストなど人との共通感染症が非常に多く，野生のものは極めて危険であるが，家畜化されたものは心配ない。咬傷は多い。

　サル：人との共通感染症は非常に多く，感染症新法の第一種に取り上げられたマールブルグ熱や，クリミア・コンゴ出血熱など致命的なものがアフリカ，南アジアなどに見られる。

　日本では赤痢とアメーバ赤痢が問題で，サルからの感染例が報告されている。咬傷，掻傷も多い。

　トリ：クラミジアによるオウム病（Psittacose）が重要である。肺炎を起こして死ぬことがある。

■表5-3　ペットからうつる子どもの病気

ペット	子どもの病気
イヌ	犬回虫症，フィラリア，瓜実条虫，カンピロバクター，白癬，タムシ，イヌダニによる皮膚炎，咬傷
ネコ	トキソプラズマ症，ネコノミ，ネコひっかき病，ネコダニによる皮膚炎，咬傷，掻傷
ペットアレルギー	イヌ・ネコ・ウサギの毛やフケなどによるアレルギー
ハツカネズミ・ハムスター・リス	野生のものはペストなど危険。家畜化されたものは心配なし。咬傷
サル	人との共通感染症多い。日本では赤痢，アメーバ赤痢，咬傷，掻傷
トリ	クラミジアによるオウム病 （インコ・ハトから→肺炎）
カメ・カエル・貝・熱帯魚	サルモネラ感染症
サソリ・クモ・昆虫類	毒性強いものあり。咬刺症。

　オウムから人へうつることが初めてわかったので，オウム病といわれたが，オウム以外，ハト，ニワトリ，七面鳥，アヒル，キジ，カモ，雀，カナリア，文鳥，ジュウシマツ等々，各種の野鳥や家禽の間にも広く分布することがわかり，オウム病よりもトリ病（Ornitosis）と呼ぶ方が適切といわれるようになった。トリから人への感染が主で，人から人への感染は極めてまれである。死鳥にじかに触れぬこと，籠を熱湯で消毒することが大切である。トリが毛羽立ち，餌を食べず，元気のない時など注意を要する。

　カメ，カエル，貝，熱帯魚：ミドリガメなどをさわった手を口に持っていくと，サルモネラ感染症（発熱，下痢特に血便の見られることあり）にかかったりすることがある。飼器，容器内の水

からサルモネラ菌が検出されることもあり，手洗いを十分することが大切である。

サソリ，クモ，昆虫類：毒性の強いものもあり，生命の危険となることもある。カブト虫，カミキリなどによる咬刺症もある。

その他，イグアナ，アライグマ，ワニ，ヘビなど，小さいうちはペットとして飼われることもあるが，大きくなると危険である。最近問題となった SARS（重症急性呼吸器症候群）は，ハクビシンに常在菌として存在するコロナウイルスが人にうつり，変異して人に危害を与えたものと思われる。トリインフルエンザも，本来はトリの病気で人に危害を及ぼさないのであるが，インフルエンザウイルスは変異しやすく，たまたま変異したトリインフルエンザウイルスが人に感染し，新型のウイルスとなって人から人にうつり，激症化して死亡例も出たものと思われる。

8）その他子どものかかりやすい感染症

(1) 保育園，幼稚園出席停止の必要がないと考えられる感染症

表 5-4 に示すように，シラミ，伝染性軟属腫（水いぼ），伝染性膿痂疹（とびひ），伝染性紅斑（りんご病）などは，感染力もあり，保育園，幼稚園などで，次から次へとうつることもある。しかし，表に記されているようなことから，出席停止しなければいけないというものではない。治療すべきものは治療し，他人にうつらないよう気をつける。伝染性軟属腫も免疫ができて，いずれ消失するが，場合によっては摘除しておく。

(2) 中耳炎，外耳炎，副鼻腔炎

子どもによく見られる病気である。「かぜ」に伴うことが多い。

咽頭と中耳とを結ぶ耳管が，子どもでは太く，細菌やウイルスが咽頭につくと，耳管を介して中耳に炎症が広がり，中耳炎にな

■表 5-4　通常出席停止の必要がないと考えられる伝染病

伝染病	症　状
シラミ	最近学校などでの発生が話題になるのはほとんどがアタマジラミであり、コロモジラミなどと異なり発疹チフスなどを媒介することはなく、感染者自身がかゆいのみである。治療（シラミの駆除）は必要。
伝染性軟属腫 （水いぼ）	いぼがあるという以外には症状はほとんどなく、時間を要するが自然に消失する。多数の発疹のある者については、プールでビート板や浮輪を共用しない、タオルなども個人用のものとするなどの配慮は必要。
伝染性膿痂疹 （とびひ）	膿痂疹の治療は必要である。症状の強いもの、広範なものなどについては、直接の接触を避けるように指導をし、また皮膚の清潔に関する指導も必要である。
伝染性紅斑 （りんご病）	四肢の外側や両頬に赤い発疹ができるが（両頬が赤くなるのでりんご病といわれる）感染を起こしやすいのは発疹の現れる10日くらい前で、発疹が出現した時にはすでにウイルスの排泄はなく、感染力もほぼ消失している。したがって発疹のみで全身状態のよいものについては登園登校は可能。

りやすい。

　副鼻腔炎（蓄膿症）にかかると膿のような濃い鼻汁が出たり、鼻づまり、大きい子では頭痛などを伴うこともある。抗生剤でよくなる。

　中耳炎の場合は、耳を痛がり、耳をおさえて泣いたり、頭を振ったり、夜泣いたり、発熱が見られる。急性化膿性中耳炎では、鼓膜が破けて膿が耳だれとして出てくると、痛みは少し和らぐ。したがって炎症が進んだ時には、抗生剤を用いたり、鼓膜を切開して排膿をはかることもある。切開部分はきれいに治る。抗生剤

が効く。

　滲出性中耳炎は，急性化膿性中耳炎と違って，熱や痛みはなく，「かぜ」をひいたあと，耳の聴こえが悪くなる。軽い感染によって中耳に水がたまり，また体質的なものも加わり，アデノイド増殖があるとたびたび繰り返し，数年に及ぶ場合もある。

　外耳炎は，耳を引っ掻いた時，特に湿疹ができてそれをかきむしった時などに細菌がついて起こりやすい。耳の痛みが強く，発熱の見られることもある。乳幼児の耳垢掃除の時は，耳かきなどを使うと外耳炎を起こしやすいので，綿棒で入口をそっと拭き取る程度でよい。幼児はいやがることも多いので，月に2～3回でもよい。

(3) 尿路感染症

　腎臓から膀胱にかけての細菌感染を子どもの場合には，ひっくるめて尿路感染症という。成人では腎盂炎とか膀胱炎など分けて考えることもできるが，子どもの場合には臨床的に分けて考えるのは難しいからである。

　大部分は大腸菌の感染によって起こる。発熱が主な症状で，「かぜ」かと思っていてもなかなか熱が下がらず，検尿して尿路感染症に気づく場合が多い。幼児では女児に多く，軽度の頻尿や排尿痛がある。

9) 感染症と予防接種

(1) 予防接種

　いろいろな感染症を予防するひとつの方法として，予防接種が行われる。

　予防接種によって，わが身を病気から守ることと，病気が流行しないように，あるいはその病気をなくすようにすることが大切

である。昔，天然痘は人の命を脅かす病気として恐れられたが，予防接種である種痘によって，今や地球上から撲滅された。またポリオも，1960年頃までは日本の子どもにも多く見られたが，ポリオ生ワクチンにより激減し，現在日本ではほとんど見られない。

(2) ワクチンの種類

予防接種に用いる薬をワクチンといい，次のようなものがある。

生ワクチン：細菌やウイルスを何代か繰り返し培養すると弱毒化して，病原性がほとんどなくなる。その弱毒化した生きたままの形で予防接種に用いるワクチンを，生なので生ワクチンという。ポリオ，麻疹，流行性耳下腺炎（おたふくかぜ），風疹，水痘に対するもの，あるいは結核に対するBCGも，弱毒化した結核菌による弱毒生菌ワクチンで，みな生のワクチンである。

生ワクチンによる予防接種は，原理的には自然感染と同様の免疫の仕組みによるので，長期にわたり持続する抗体ができるのが特徴である。ただし，ワクチンの力価が何らかの原因で落ちるようなことがあると，せっかく接種しても感染を受けることがある。

不活化ワクチン：不活化ウイルスワクチン，不活化細菌ワクチン，トキソイドなどがある。日本脳炎，インフルエンザなどのワクチンは，ウイルスを不活化したワクチンであり，百日咳，コレラ，ワイル病などに対するワクチンは，細菌をフォルマリンなどで処理して製造したもので，不活化細菌ワクチンである。

またジフテリア，破傷風に対しては，その毒素を不活化したワクチン，すなわちトキソイドが用いられる。

不活化ワクチンによる予防接種は力が弱く，1回だけ接種した

のでは効果があがらず，適当な間隔をおいて2〜3回接種し，さらに追加接種して効果をあげ持続させる。

(3) 予防接種の種類，内容と接種間隔など

現在日本で行われている予防接種には，定期予防接種（勧奨接種）といって，生後一定期間内に国費によって行われるものと，その他希望する者に行う任意接種がある。また，かかりつけの医師によって個別的に接種する個別接種が多いが，ポリオとBCGについては集団接種が行われている。わが国では病気の流行や消長，社会状勢などによって予防接種は時々見直されている。

現在（平成16年）わが国で行われている予防接種を表5-5に示す。

(4) 予防接種に際しての注意

予防接種は体調のよい時に受ける。予診票に書き込み，接種の前に問診や診察を行う。接種不適当者は次の者である。

1. 明らかに発熱のある者
2. 急性疾患にかかっていることが明らかな者
3. その日に受ける予防接種液の成分により，アレルギーを呈したことが明らかな者
4. 妊娠していることが明らかな者
5. その他医師が診て，予防接種を行うことが不適当な状態にある者

予防接種をした時，接種した場所がはれたり，痛んだり，時には発熱することもあるが，最近はワクチンも改良され副反応も少なくなった。万一，予防接種により健康に被害が出た場合には医療費が支払われるなどの救済制度がある。

■表 5-5　予防接種（平成 16 年）

定期予防接種

疾　病	接種方法	ワクチン種別	備　考
ポリオ	生後 3～90 か月未満、なるべく 18 か月までに 6 週間以上の間隔で 2 回	生ワクチン	普通夏をさけて春秋の 2 回の集団接種で
DPT 3 種混合 D　ジフテリア P　百日咳 T　破傷風	1 期初回　生後 3～90 か月未満の間に 3～8 週間隔で 3 回 1 期追加　生後 90 か月未満で初回終了後 6 か月以上間隔をおいて 1 回 2 期　DT を小学校 6 年生の時に 1 回	不活化ワクチンとトキソイド	1 期初回はなるべく 12 か月までに開始 1 期追加は初回終了後 12～18 か月が望ましい
麻疹	生後 12～90 か月未満に 1 回、12～24 か月が望ましい	生ワクチン	集団生活に入る前に
風疹	生後 12～90 か月未満 中学生に経過措置あり	生ワクチン	成人女子などに任意接種
日本脳炎	通常 3 歳で 1～4 週間隔で 2 回、翌年 1 回、小学校 4 年と中学校 2 年で 1 回	不活化ワクチン	

結核予防法

BCG （結核予防法）	①4 歳に達するまでに 1 回 ②小学校 1 年で 1 回* ③中学校 1 年で 1 回*	生ワクチン	結核予防法による接種 ツベルクリン反応 9 ミリ以下のものに接種

＊1 年生でツベルクリン反応陰性で BCG 接種を受けた者については、2 年生でツベルクリン反応を行い、陰性であれば再度 BCG を行う。

任意予防接種

流行性耳下腺炎 （おたふくかぜ）	1 歳以上に 1 回	生ワクチン
破傷風	4～8 週間隔で 2 回、6～18 か月後に追加接種	トキソイド
ワイル病	通常 7 日間隔で 2 回、以後 5 年に 1 回追加接種	不活化ワクチン
コレラ	通常 1 歳以上に 1 週間隔で 2 回	不活化ワクチン
A 型肝炎	2～4 週間隔で 2 回、24 週経過後に追加 1 回	不活化ワクチン
B 型肝炎母子感染予防	HBe-Ag 陽性の妊婦の児に HBIG と併用、①出産直後には HBIG 投与、②生後 2 か月に HBIG 投与とワクチン接種、③その後 1 か月後と 3 か月後に追加接種、④その後検査と追加接種	不活化ワクチン
通常の予防	4 週間隔で 2 回、20～24 週後に追加接種	
水痘	1 歳以上に通常 1 回	生ワクチン
インフルエンザ	流行期前に 1～4 週間隔で 2 回	不活化ワクチン

II 皮膚科疾患

　子どもの皮膚科疾患は意外と多い。湿疹，アトピー性皮膚炎をはじめ，伝染性膿痂疹（とびひ）などの細菌感染症，カンジダ症などの真菌性疾患，伝染性軟属腫（水いぼ）や種々の母斑（あざ）等々，よく見かける病気である。主なものについて述べる。

1) 湿疹，アトピー性皮膚炎

　湿疹の中にはアトピー性皮膚炎や脂漏性皮膚炎，接触性皮膚炎などが含まれるが，湿疹の大部分はアトピー性皮膚炎である。

　湿疹の症状としては，表皮に紅斑（紅い斑点）や丘疹（ぷつりとふくらんだ発疹），小水疱（水ぶくれを持つもの），膿疱（うみを持つもの），びらん，痂皮（かさぶた），落屑（フケのような細かなかさかさしたもの）など種々の形の発疹が現れ，時には湿潤する傾向を示し，かゆみが強いことである。

(1) アトピー性皮膚炎

　まず定義として，次の4項目が見られるものはアトピー性皮膚炎といえよう。第一に親ゆずりの先天的体質的な皮膚過敏状態が存在していること。第二に発疹があること。第三にかゆみが強いこと。第四に治るまで長くかかること。ステロイド外用薬を用いるとよくなるが，やめるとまた出たり，かなり長期にわたること。

　アトピー性皮膚炎は，生まれつき湿疹を起こしやすい体質的素因（アトピー体質）に基づいて生じる湿疹であるが，増悪因子として，気温や湿度の変化，発汗刺激，摩擦，圧迫，日光，感染，食品などの刺激や精神的ストレスなどが挙げられる。

アトピー性皮膚炎は年齢によって，多少現れ方，症状が異なっている。

乳児アトピー皮膚炎：できやすい場所は顔，頭が主で，ひどくなると体にも拡大する。生後1～2か月の頃は生理的な反応として顔面に湿疹ができ，2～3か月の頃きれいになるが，アトピー性皮膚炎の場合は2～3か月頃から頬や耳前部に赤い丘疹が生じ，それが集合して湿潤，結痂（かさぶた），落屑局面をつくり，瘙痒が激しい。1歳頃までには治るものが多い。

幼児アトピー皮膚炎：0歳から引き続き見られ，胸部や頸部，肩胛部，臀部，肘，膝，手首，足首などに見られやすい。皮膚は乾燥，鳥肌様で瘙痒があり，1歳過ぎても出ていると，6歳頃までよくなったり，ひどくなったり，繰り返し見られることが多い。

年長児アトピー皮膚炎：年齢とともに湿潤傾向は減少するが，皮膚の乾燥は著明となり，かさかさで粉をふくようなこともある。

アトピー性皮膚炎は季節的に軽快と増悪を繰り返し，慢性に経過するが，現在ではステロイド剤や保湿剤軟膏，非ステロイド系抗炎症剤外用剤をうまく用いて，かゆみを和らげ，治療が行われている。10歳前後になると自然治癒で治るものが多い（p. 146-147参照）。

(2) 接触性皮膚炎，脂漏性皮膚炎

接触性皮膚炎はいわゆる「かぶれ」であって，外部から皮膚に接する物質が原因となって起こる湿疹様変化をいう。原因となるものには種々あるが，ウルシ，ギンナン，ツタ，化粧水，乳液，クリーム，外用薬，皮やゴム製品，プラスチックの玩具など多数のものが挙げられ，乳幼児のおむつかぶれ，砂かぶれも接触性皮

膚炎である。原因物質の接触を断ち、適当な外用薬を用いれば短期間に治る。

脂漏性皮膚炎は、頭部、顔面、腋下、臍部、陰股部などに生じる皮膚炎で、ひどいと眉毛の所や前頭部にあぶらかすがたまったようになる（脂漏・痂皮）。

ことに新生児期から生後3〜4か月頃の乳児には脂漏がよく見られる。眉毛のところなどについた脂漏、痂皮は、オリーブ油などを浸したガーゼや脱脂綿で清拭すると、数日で固着した痂皮が除去できる。

2）皮膚の感染症

(1) 伝染性膿痂疹（とびひ）

黄色ブドウ球菌や溶連菌などの感染によって起こり、夏、幼少児に多く見られる。エンドウ豆大の水疱を生じたり、黄褐色の汚い結痂を形成し、かゆいのでかくと水疱はすぐ破れて、内容に含まれる細菌が、飛び火のようにあちこちに飛んで新しい水疱をつくる。抗生剤がよく効く（p. 179、表5-4参照）。

(2) 化膿性汗腺炎（あせものより）

黄色ブドウ球菌が汗腺に感染して起こる。夏、乳幼児の頭、顔などに多く見られ、後頭部にできると夜痛くて眠れない。最近は冷房の使用や、抗生剤により、ひどいものは少なくなった。

(3) カンジダ症

子どものカンジダ症としては、乳児寄生菌性紅斑と口腔カンジダ症（鵞口瘡(がこうそう)）が多く見られる。

乳児寄生菌性紅斑とは、乳児のおむつの当たる部分や、頸部、腋下などに好発し、赤くなり（びらん性紅斑）、びらん面を形成

し，その辺縁に膜様の落屑を見る。1か月以上も続く「難治性のおむつかぶれ」といわれている場合には，このカンジダ症による場合が多い。抗カンジダ剤の外用で容易に治る。

　口腔カンジダ症（鵞口瘡）の場合は，舌や口腔粘膜に白いミルクかす様の病変を生じる。新生児の鵞口瘡は産道感染によることが多く，予後良好で自然治癒する場合が多いが，程度によりけりで，抗カンジダ剤を用いることもある。

(4) 伝染性軟属腫（水いぼ）

　伝染性軟属腫ウイルスの感染により生じ，伝染する。スイミングプールでの伝染が注目されている。体中にできる直径1〜5ミリくらいの小さな「いぼ」で半球状に隆起し，表面は滑らかで，ちょっと大きめのものになると，中心部が臍のように凹んでいる。2〜3年もたつと自然に免疫ができ消失していくが，プールで感染する機会が多いので，数の少ないうちに特別のピンセットで，つまみ取る治療も行われる（表5-4参照）。

3）母斑

　母斑とは「あざ」のことで，皮膚の細胞，組織の小奇型である。色素性母斑には黒あざ，青あざ，茶あざ，黄褐色の脂腺母斑，赤色の血管腫，白色の白皮症などいろいろのものがあり，生後すぐから見られるもの，しばらくしてから見られるものなどがある。多くは皮膚のみに見られ，美容面の問題となるが，時にはレックリング・ハウゼン病，ブーヌビュー・プリングル病，スタージ・ウェーバー病など，他の全身疾患や，内臓の異常を伴うものもある。こういったものでは乳児期には皮疹のみが存在し，成長とともに他の症状が出現することが多い。

(1) 血管腫（赤あざ）

　赤あざは母斑の中で最も多く，血管が多数集まってできたものである。自然に消えるもの消えないもの，数種類ある。英国では stork bite とも呼ばれ，コウノトリがくわえた跡で神様から特別にもらった御印（おしるし）といわれたりする。

　サーモン・パッチ（salmon patch）：鮭の色をした赤いあざで，額や瞼，鼻の下など，割に顔の正中部にある表面平滑，盛り上がらない赤あざで，1歳頃までに自然に消えるものが多い。項（うなじ）のところにあるものは，特にウンナ母斑と呼ばれている。

　ポートワイン・マーク（portwine mark）：境界のはっきりした赤あざで，大小さまざま。頬や手，足，躯幹などにできて，皮膚から盛り上がらず，自然消失は少ない。レーザー光線で治療したりする。

　苺状血管腫（ストロベリー・マーク，strawberry mark）：生後2〜3週から気づかれることが多く，成長とともに大きくなるが，表面が苺状に盛り上がっている。1〜2歳頃退縮傾向を示し，5歳頃までに消失するので，しばらく経過を見ることが多い。

　海綿状血管腫：巨大な海綿状血管腫では，皮下にも大きな血管腫があって，たまに出血して青紫に大きくはれたり，貧血になることもある（カサバッハメリット症候群と呼ばれる）。

(2) 青色母斑，褐色母斑，黒色母斑

　蒙古斑：日本人の子の大部分に見られ，主に腰臀部に，その他上肢，下肢，背中などにも見られる青色斑である。10歳頃までにはたいてい消えるが，肩胛部，手，足にかなり濃い「青あざ」として見られるものは，消失しないこともある。

青色母斑：色素細胞が真皮の深層に増殖したもので青色を呈し，目，眼瞼部，頬骨のところにできたものは，特に太田氏母斑と呼ばれる。

カフェ・オ・レ・スポット（café au lait spot）：字の示すように，ミルク入りのコーヒーの色をした茶褐斑である。1～3個くらいの茶褐色の「しみ」は結構見られ問題はないが，直径2～3cm以上の「しみ」が5個以上ある場合には，将来，神経線維腫になる恐れもある。

母斑細胞母斑：黒色～黒褐色の母斑である。ホクロ（黒子）はその一種であり，6歳頃から生じることが多く，急に直径1cm以上に増大する場合には，がん性の変化もあり注意を要する。

III その他の病気

1）下痢症と便秘

乳幼児の下痢症は細菌やウイルスなどの腸内感染によるものが多い。したがって昔は食物の傷みやすい，細菌の繁殖しやすい夏の方が多かったが，冷蔵庫の普及や抗生剤の使用，衛生環境の改善などで，最近はむしろ冬季に「かぜ」からくる下痢，ことにロタウイルス感染症（p. 172参照）による吐き下しのタイプの白色便下痢症が多い。吐き下しがひどいと，乳幼児は容易に脱水状態になる。元気がなくなり，不機嫌で，目がくぼんだりする。

下痢症の時は水分補給が大切である。下痢した直後には，湯ざまし，麦茶，イオン飲料などを与える。食事は下痢症のひどい時は，最初の2～3日は食欲もなく食べないので，母乳とかちょっと薄めたミルク，幼児では温めたミルクや，くず湯，粥など，口当たりのよいものを与える。昔は最初は飢餓療法，徐々に柔らか

いものから普通食へと進めたが、あまり長い間低栄養が続くと回復も遅れるので、最近は3～4日たって峠を越え、食欲も出たり元気も出てきたら、まだ多少下痢は続いても、薬を使いながら、食事は少し早めにもとに戻すようにしている。

　嘔吐も強く、10回以上も下痢をするような時には、静脈内点滴治療法が行われる。嘔吐がなければ、口から水分やミネラルを補給する。また乳児では単純下痢といって、機嫌もよく、食欲もあり元気なのに、便だけが数週から1か月くらい下痢状のことがたびたびある。1日4～5回、あるいはそれ以上軟便で、時々水様になったり、粘液が入ったり、ぶつぶつの顆粒状になったり、緑便になったりしても、機嫌がよければあまり心配はいらない。5～6回以上便の回数が多いと、お尻がただれるので、簡単な下痢止めだけを使いながら、離乳食も普通に進めていく。離乳食を制限しすぎたりすると、かえって下痢がいつまでも続くことがある。

　乳幼児の便秘は、①栄養不足、②運動不足、③体質的習慣性便秘、④器質的異常、による便秘などがある。器質的異常によるもの、例えば鎖肛（生まれつき肛門が閉じているもの）とか、腸管狭窄、結腸巨大症などは極めてまれである。栄養不足としては、母乳不足や、偏食、少食や繊維質（主に野菜果物類）、水分不足の場合などに見られやすい。運動が活発になり、はいはいやひとり歩き、さらに3歳を過ぎ運動量が増えると、便秘もよくなる場合が多い。体質的というか、母乳不足がなくても、生後1か月から4～5か月頃まで便秘になる乳児がいる。1か月過ぎると消化吸収力も発達して、母乳やミルクは吸収され排出されるものが少なくなったり、腹筋の発達が不十分なため便が出にくいことがある。3日くらいまでの便秘は放っておいてもよいが、あまり出なくて苦しそうにしたり、便が固くなって肛門が切れ痛がった

り，血が出るような時には，浣腸をする。

2）停留睾丸，陰嚢水腫，包茎

　停留睾丸といって，睾丸が陰嚢の中になく，腹腔の中にあったりソケイ部のところに停留していることがある。睾丸は発生学的に，妊娠末期に腹腔からソケイ部を通り陰嚢の中に降りてくるが，それが十分下まで降りなくてソケイ部に留まっている場合である。なかには移動睾丸といって，ソケイ部に睾丸が触れたり，陰嚢の中に収まっていたり，上がったり下りたりする場合もある。陰嚢の中にも，ソケイ部にも全然睾丸が触れない場合，潜伏睾丸とか腹腔睾丸といわれることもあるが，生後1～2歳頃までに自然によくなって陰嚢内に収まることもある。2歳過ぎても陰嚢内に睾丸が降りていない場合，睾丸の働きが落ち，将来男性不妊症などになりかねないので，手術して治療する。

　陰嚢水腫：陰嚢内に液体がたまり，大きくふくれる。自然治癒する場合が多いが，1～2歳過ぎてもなお液体がたまっている時には手術する。

　包茎：乳幼児の包茎は，排尿障害がなければ，そのまま経過を見てよい（Q&A20参照）。

3）腎炎，ネフローゼ

　腎炎では血尿，蛋白尿，高血圧を主症状とし，ネフローゼでは高度な浮腫（むくみ）と蛋白尿，低蛋白血症，高コレステロール血症を主症状とする。

　腎炎の起こる前に扁桃炎とかとびひなどの溶連菌感染症にかかり，そのアレルギー反応として，2～3週後に瞼がはれたり，元気がなくなったり検尿して腎炎が見つかることが多い。安静，保温，食事療法（食塩や蛋白質の制限）により多くは治癒する。

ネフローゼは経過が長く、多くは入院して治療を受ける。蛋白尿が高度で蛋白がどんどん失われるので、食事としては蛋白質は制限しない。むくみが強いので、食塩や水分を制限する。

腎炎もネフローゼも治るまで長期間かかる場合が多く、また感染などにより再発することもある。

4) 臍ヘルニア，ソケイヘルニア

ヘルニアとは内臓の一部が異常の位置に飛び出していることをいうが、臍ヘルニアは俗称「出べそ」といわれる。かなり大きくて、高さ3cm、直径3cmくらいのものでも、3か月頃を頂点に、自然に小さくなってくる。1歳を過ぎる頃には、形も整ってわからなくなることが多い。

ソケイ（鼠径）ヘルニアは脱腸といわれるもので、ソケイ部皮下に腸が出てきて、ふくらんで見える。男児では陰嚢内にまで出てくることが多い（陰嚢ヘルニア）。これも自然治癒で治るものが多いが、半年過ぎてもかなり大きく、運動が活発になって腹圧が加わる機会が増えると、なかなか治らない。そういう場合や、急にヘルニアのふくらみが固くなって、痛みが強く大泣きする時には（ヘルニアかんとん）、外科的処置が必要となる。

5) 腸 重 積 症（ちょうじゅうせき）

小腸が大腸の中にもぐり込んだり、小腸が小腸の中にもぐり込んで重なり、つまった状態になる病気で、急いで治療しないと生命の危険を伴うことがある。

生後3～4か月から2～3歳頃まで、特に1歳前後に多く見られ、それまで元気にしていたのが突然激しく泣き出す。おなかが痛いように苦悶状を呈し、嘔吐が見られる。苦しそうな状態が続いたあと、一時落ち着いたように見えることもあれば、また苦し

み出す。熱はないが, 浣腸すると血便が出る。突然苦しそうに泣き出し, 嘔吐, 血便の3症状が揃えば腸重積を考え, 24時間以内に急いで治療しなければならない。

6) 肘内障

俗に「ひじが抜ける」といわれるが, ひじの靭帯（すじ）と骨の位置がずれて起こるもの, 骨と骨の位置がずれる脱臼とは異なる。(p. 47 参照)

7) 先天性股関節脱臼（先天股脱）

DDH (Developmental Dysplasia of the Hip) といわれるが, 股関節脱臼と, 臼蓋形成不全（股関節をつくっている臼蓋といわれる部分の骨の形成不全）が含まれる。

先天股脱は, 開排制限と, クリックサイン, 脚長差などによってわかる。開排制限というのは, おむつを換える時, 股が充分に開かない場合をいう。さらに股を広げる時（開排させる時）, カクンと股関節が整復される音や手応えを感じることがある。これがクリックサインである。

生後3〜4か月頃までに発見し, 特別なバンドを用いて治療する。

8) O脚, X脚

両足を揃えて伸ばした時, 両方の足関節をつけると左右の膝関節がつかずに隙間ができるのがO脚, 膝関節をつけると両方の足関節が離れ, 隙間ができるのをX脚という。生後2歳半頃までは生理的にO脚があり, その後6〜7歳頃までは生理的にX脚である。ただし, その程度によりけりで, 隙間が4〜5cm以上も離れていたり, 2歳頃になっても始終つまずいたり転んだり,

下肢を痛がるようなことがあれば、整形外科医にみてもらう。

9) 扁桃肥大, アデノイド増殖, 難聴

アデノイドは外からは見えないが、鼻の奥にあり、扁桃とともにリンパ組織である。この両者は3歳頃から生理的に肥大し、5〜7歳頃に最大になる。乳幼児期にただ肥大増殖しただけでは問題にならないが、肥大の程度がひどく扁桃炎に何度もかかったり、閉塞症状や睡眠時呼吸障害がある時などは、耳鼻科で処置を受ける。

閉塞症状というのは、いびきが大きく、睡眠時に呼吸が不規則になったり、時々呼吸を止める。みぞおちのところが凹んだり、無呼吸のため睡眠は浅く、ごろごろしたり眠れない。また鼻づまり、鼻汁、咳が多く、声も鼻づまりの声となる。

アデノイドが大きくなると、寝る時に口を開けて眠る。ひどくなると一日中口を開けて、しまりのない顔つき、アデノイド顔貌になる。さらに副鼻腔炎や急性中耳炎、滲出性中耳炎を起こし、難聴にもなりやすい (p. 179-180 参照)。

難聴に対して、最近新生児聴覚スクリーニングも行われるようになってきた。先天難聴は0.1％くらい発生するといわれる。妊娠中の感染（風疹、サイトメガロ）や低出生体重児（特に1,500g未満）、重症黄疸、仮死などが難聴のハイリスク因子とされる。

3歳児健診で聴覚検査が行われるが、髄膜炎、おたふくかぜなどにかかると難聴になることもある。アデノイド肥大、滲出性中耳炎によって起こる難聴は、程度は比較的軽いし、治療が行われれば難聴は回復する。

10) 睫毛内反（さかさまつ毛）, 鼻涙管閉塞

下まぶたのまつ毛が内側に向かって、眼球結膜や角膜をこする

ことがある。乳児のまつ毛は柔らかく，角膜を傷つけることはほとんどないので，1〜2歳頃まで放っておく。多少目やにや涙が多いこともあるが，大部分は自然治癒で治る。

目がしらから鼻腔へ通じる管を鼻涙管と言うが，この管がつまっていると，目やにや涙が多いことがある。眼科で治療を受ける。

11）弱視，斜視

弱視とは視覚の発達がいろいろな原因で障害され，視力が不良の状態である。視覚障害の早期発見として，次のようなことに気をつける。

1. 目の大きさ，形がおかしい（小眼球，眼瞼下垂，先天性白内障）
2. 目がゆれる（眼球振戦，小眼球，白内障）
3. ひとみが白く見える（網膜芽細胞腫，未熟児網膜症，白内障など）
4. より目になる，目が横にずれる（斜視）
5. まぶしがる（緑内障，睫毛内反症，無虹彩，角膜混濁，外斜視）
6. 眼脂，涙が出る（睫毛内反症，鼻涙管閉塞症，結膜炎）
7. 目を細める（弱視，屈折異常）
8. 片目をかくすと嫌がる（弱視，片眼視力障害）

弱視に対しては眼鏡を用いても，十分な視力が出ない。リハビリテーション，視機能訓練を行う。

斜視は眼位の異常で，両眼の視線が一致しない。内斜視，外斜視，上斜視などがある。3〜4歳頃までは鼻根部が扁平で広く，左右の目がしらの間隔も広いので，眼位は正常でも，見かけ上内

斜視に見えることがある。これを偽内斜視というが、懐中電灯を眼前 50cm くらいでつけた時、両方の瞳孔のほぼ中央に光が当たり、真の斜視と区別できる。真の斜視では光が瞳孔からはずれ、中央にはこない。真の斜視は自然には治らず、視力にも悪影響を及ぼすから、手術や視機能矯正訓練が行われる。

12) 先天性心疾患

　いろいろな種類があり、頻度の高いのは心室中隔欠損症である。症状も比較的軽く、そのまま普通の生活で過ごせるものも多いが、手術を必要とするものもある。心房中隔欠損も同様である。これらは心雑音によって気づかれるが、先天性心疾患があると、その他の症状として、呼吸脈拍が速い、哺乳力が弱い、汗をかきやすい、発育が悪いなどが挙げられる。唇や指先などが紫色になるチアノーゼは、現れるものと現れないものとがある。胎児の時開いていた動脈管が、出生後も閉じずに開いたままになると動脈管開存症となり、手術が行われる。ファローの四徴は重症な心疾患であるが、手術により日常生活ができるようになる。その他大動脈狭窄、肺動脈狭窄、大血管転位、心内膜欠損などいろいろある。先天性心疾患は出生 100〜200 人に対し、およそ 1 人発生する。

　先天性心疾患があっても、普通に社会生活できるものと、気をつけて生活しなければならないものとある。心臓に病気がある場合、運動により呼吸が苦しくなったり、脈拍数が多くなったり、ことに顔色が悪くなったり、チアノーゼが見られる時は、安静にし医師にみてもらう。また、感染を受けると抵抗力が弱くなるので、かぜに注意するとか、予防接種は受けておく。

13）川崎病（急性熱性皮膚粘膜リンパ節症候群：MCLS）

本症候群は，昭和 30 年代から日本で散見されるようになり，昭和 42 年，川崎富作氏により新しい疾患として取り上げられ，川崎病と呼ばれるようになった。

主として 4 歳以下の乳幼児に好発する原因不明の疾患で，次のような主要症状が見られる。

1. 5 日以上続く発熱
2. 四肢末端の変化
   a）急性期：手足のむくみ（硬性浮腫）
   b）回復期：指先から大きく皮がむける（膜様落屑）
3. 不定形の発疹
4. 両眼球の充血
5. 口唇，口腔所見：唇が真っ赤になり，苺舌，口腔咽頭粘膜も赤くなる
6. 頸部のリンパ節腫脹

最も注意しなければならないのは，発病後 1〜2 週間過ぎた頃，心臓に冠動脈瘤が発生することである。罹患したものの約 15％くらいに見られ，だいたいは自然に治っていくが，一部は急死の原因になることもある。したがって川崎病では，心臓の合併症に対する追跡チェックは，必ず受けておかなければならない。

14）心身症

心の問題が主な原因となり，種々の身体症状が現れるものを心身症という。最近子どもにも多く見られるようになった（Q&A21 参照）。

Q&A

Q1 母乳
Q2 かぜと入浴
Q3 自然治癒
Q4 夜泣き
Q5 哺乳ビン消毒・夜中のおむつ替え
Q6 断乳
Q7 食欲不振,小食・偏食
Q8 排尿便のしつけ
Q9 間食
Q10 口臭と微熱
Q11 アタッチメント
Q12 乳幼児突然死症候群
Q13 応急処置①誤飲
Q14 応急処置②心肺蘇生法
Q15 応急処置③気道異物の処置
Q16 安全教育
Q17 アトピー性皮膚炎
Q18 食物アレルギー
Q19 手足が冷たい
Q20 包茎
Q21 心身症

Q1

母乳のよい点を教えてください。また母乳分泌をよくするにはどのようにすればいいでしょうか。

A 母乳の成分は哺乳類によってそれぞれ違います。例えば冷たい海水中にいるオットセイやアザラシ，イルカ，クジラなどの母乳中の脂肪は，53％から42％も含まれ，人間の3.8％に比べ十数倍も多くなっています。また右頁の図は，体重が出生時の2倍になるまでの日数と，母乳中の蛋白質や灰分の含有率を示しています。この図で見ると体重が出生時の2倍になるまでの日数が早いものほど，母乳中の蛋白質や灰分が多くなっています。例えばヒトは出生体重が2倍になるには約100日かかりますが，ウシでは約47日，ウサギでは6日となっていて，それぞれの母乳中の蛋白質はヒト1.1％，ウシ2.9％，ウサギ13.9％，灰分はヒト0.2％，ウシ0.7％，ウサギ1.8％となっています。

哺乳動物の母乳の成分は，それぞれの子どもの健康発育に適した組成となっています。したがってヒトの子にはヒトの母乳が最適といえます。現在母乳栄養が少なくなって，人工栄養が多くなりつつあるのは考え直さなければならない点です。

最近の人工栄養として用いられる育児用粉乳は調乳も簡単であり，摂取した量もわかり，子どもの発育にも適してはいますが，その大本は牛乳を加工してできたものです。本来牛乳はウシの仔のためのものであり，蛋白質もカゼインが多く，これはヒトの子には消化されにくいものです。脂肪も人乳には必須脂肪酸といわれるリノール酸などの不飽和脂肪酸が牛乳より多く，消化吸収を助けています。このため現在の育児用粉乳は，牛乳をもとにはしていますが，カゼインの一部をラクトアルブミンで置換したり，

··〈母乳〉

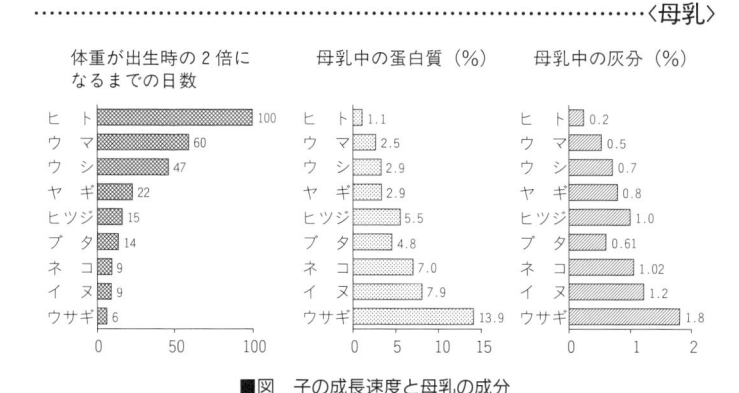

体重が出生時の2倍になるまでの日数	母乳中の蛋白質（％）	母乳中の灰分（％）
ヒ ト　100	ヒ ト　1.1	ヒ ト　0.2
ウ マ　60	ウ マ　2.5	ウ マ　0.5
ウ シ　47	ウ シ　2.9	ウ シ　0.7
ヤ ギ　22	ヤ ギ　2.9	ヤ ギ　0.8
ヒツジ　15	ヒツジ　5.5	ヒツジ　1.0
ブ タ　14	ブ タ　4.8	ブ タ　0.61
ネ コ　9	ネ コ　7.0	ネ コ　1.02
イ ヌ　9	イ ヌ　7.9	イ ヌ　1.2
ウサギ　6	ウサギ　13.9	ウサギ　1.8

■図　子の成長速度と母乳の成分

脂肪も植物性脂肪で置換して，人乳成分に近づけています。その他オリゴ糖，あるいは各種ビタミンや鉄，亜鉛，銅などの微量成分を添加し牛乳とは組成の異なったものとなっています。

　育児用粉乳は以上のようにして，現在では優れたものとなっていますが，母乳には第1章 p. 33, 34 で述べたような初乳をはじめ，まだまだ育児用粉乳には入れることができないプラス面がたくさん入っています。

　母乳の長所は次のようになります。

1. 組成が乳児に理想的で，しかも消化吸収，利用率がよい
2. 自然な栄養であり，乳児の発育に至適
3. 免疫体などが含まれ，感染抑制作用がある
4. アレルギー症状が起こりにくい
5. 母子相互作用を深め，母子のきずなを強くする
6. 母体の産後の回復，子宮復古を早め，授乳中は妊娠しにくい。乳がんにもかかりにくいといわれる
7. 無菌的，簡便で経済的

　生後5か月頃までは，十分出ていれば，母乳だけで栄養として

Q1

間に合います。その後は蛋白質や鉄等の灰分も減って、母乳だけだと貧血となり抵抗力も落ちて病気にもかかりやすくなりますので、離乳食も与え始め、蛋白質や灰分なども補っていきます。ただ糖質や脂質は1歳の時でも生後すぐの時の母乳とほとんど変わらず、成分的には十分含まれています。

　免疫体にはいろいろな種類のものがありますが、IgA（p.133参照）は初乳に特に多く含まれていますので、初乳は量は少なくても与えてほしいのです。リゾチームやラクトフェリンなどは比較的長い間母乳に含まれ、感染予防に役立ちますが、生後3か月頃には母乳中の各種免疫体はほとんどなくなってきます。この頃には母乳中の免疫体に頼らず、自分で免疫をつくるようになります。

　また母乳は、母子相互作用を自然に深めるといわれます。もちろん、母乳でなくても母子相互作用を深めることはできますが、母乳を授乳する時の肌と肌の触れ合い、スキンシップが自然自然、母子のきずなを強くするのでしょう。母親が子に愛情を感じ、子が親に愛着を持つことが、人倫の、人間関係の大本ともいわれます。

　母乳分泌をよくするには、生後2か月頃までは時間にあまりとらわれず、欲しがった時に何度も吸わせることが第一です。これが出来ると母乳分泌は割に安定して出てきます。マッサージもいいですし、母親が栄養をとり、適度な運動や休息をとることも大切です。

（高橋悦二郎）

Q2 ……〈かぜと入浴〉
熱もなく鼻や咳が少し出る程度でも，かぜをひいた時の入浴はだめでしょうか。

A　かぜと入浴について，昔日本では，「かぜをひいた時はお風呂に入るとひどくなるからいけない」といわれていました。昔の家屋は隙間風の入る家も多く，お風呂から出たあと隙間風で冷えると，いわゆる「湯ざめ」を引き起こし，かぜが悪化した経験から，そのようなこともいわれたのでしょう。現在日本では隙間風の入るような家は少なくなっています。

また欧米人に比べると，日本人は入浴好きであり，清潔，保温だけでなく，湯舟に体を浸し，心身ともにリフレッシュしようとすることは，温泉好きの多いことを見てもよくわかります。「かぜ」の時の治療として，保温，安静，水分補給が大切となりますが，入浴して温まるということは，その目的に合っています。

したがって「かぜ」の程度にもよりけりですが，子どもの機嫌も普通で，ただ鼻水をたらしたり，咳も軽い程度のものであれば，ゆっくり湯舟に入れ，出たあと水分を補給し冷えないようにすれば，問題はほとんどありません。しかし入浴すれば心臓機能に負担がかかり，体力を消耗しますから，高熱があり，咳や鼻水もひどく，食欲もなく体力が落ちているような時には，入浴は当然控えた方が無難です。

垢がたまっても「垢で死ぬ者はいない」などといわれますが，子どもは汚れやすいので，かぜのときでも清拭をするなどして清潔に努めましょう。

(高橋)

Q3

3か月の男の子で出べそが気になります。自然治癒ということはあるのですか。

A 赤ちゃんの発育には素晴らしいことがあって、多少の異常は発育とともによくなっていくことが多いのです。もっともその異常の程度により、またよくなるまでの時間などにより、手術とか特別な治療を勧めた方がよい場合もあります。自然治癒するものに、次のようなものが挙げられます。

臍ヘルニア（出べそ）：直径3cm高さ3cmくらいのかなり大きなものでも、2～3歳頃までにたいていはよくなっていきます。3歳過ぎても目立つものは、形成外科でみてもらいましょう。

陰嚢ヘルニア（ソケイヘルニア）：未熟児で生まれた場合などには、ヘルニアが目立つ場合がありますが、これも3～6か月頃に小さくなる場合が多いものです。6か月～1歳過ぎてもなお目立つ場合には、運動がだんだん活発になり腹圧が加わることが多くなるので、容易に治りません。したがって1歳過ぎても見られる場合は手術が勧められます。(p. 192参照)

陰嚢水腫：陰嚢に水が溜まっている場合で、大部分は自然治癒します。2歳過ぎても溜まっている場合は、小児外科で治療を受けます。

停留睾丸：睾丸が陰嚢の中になくて、ソケイ部のところに触れたり、あるいは上がったり降りたりすることがありますが、2歳頃までにはたいてい陰嚢の中に降りてきます。2歳過ぎても陰嚢の中に睾丸を触れなければ、手術治療が勧められます。2歳過ぎまで、あまり長い間睾丸が陰嚢の中に触れない場合は、睾丸としての働きが落ち、将来男性不妊症になることがあります。(p.

……………………………………………………〈自然治癒〉

191参照)

　斜頸：首の左右いずれかに触れるとしこりがあり，そのために片方ばかり向き，頭がいびつになることがあります。6か月頃までには大部分しこりがなくなり，よくなります。

　いびつ頭：斜頸でなくても，赤ちゃんの向き癖で，片方ばかり向いていると，頭の形がいびつになります。かなりひどいいびつ頭でも4〜5歳の頃には頭の形もよくなって，いびつ頭は目立たなくなります。

　睫毛内反（さかさまつ毛）：下まぶたの脂肪が少なくなるのか，まぶたが薄くなり，1歳頃までには大部分がよくなります。1歳過ぎてもさかさまつ毛で，涙や眼脂が多く，目をこすったり，まぶしがることが多いような場合は，眼科でまぶたを外へ向ける手術を受けることが勧められます。(p. 194参照)

　偽斜視：4〜5歳頃までは，左右の目頭の間（鼻根部）の発育が悪く，広く平らで，鼻が低い状態です。そうすると鼻側の白目が見えず，一見寄目，斜視に見えます。4〜5歳になって骨や軟骨の発達が進み，鼻が高くなると，「子どもの斜視は放っておいても自然に治る」状態になるのです。これを偽斜視といいますが，本当の斜視があると，治療は早期に行った方がいいので，疑わしい時は一応眼科でみてもらいます。(p. 195参照)

　あざ：蒙古斑はいずれ消えますし，赤あざ（血管腫）の中でも，サーモン・パッチ，ウンナ母斑，苺状血管腫などは乳幼児期に大部分消えます。ポートワイン・マークや褐色斑や白色，黒色のものは自然には消えにくいものです。(p. 188参照)

　歯並び：4歳頃まで歯並びはかなり動きます。はじめ片仮名のハの字のように生えていた歯や，隙間がかなり見られた歯，多少受け口かと思われた歯も4歳頃には，きれいな歯並びになること

Q3

が多いものです。乱ぐいの激しいものや，程度のひどいものはもちろん早目に歯科医にみてもらいます。

　O脚・X脚：2歳頃までは軽いO脚，それ以後6～7歳頃までは軽いX脚というのは普通に見られ，自然に目立たなくなります。つまずきやすい，転びやすい，下肢を痛がるなどということがあれば整形外科医にみてもらいます。

　頭蓋癆（ずがいろう）：生後半年頃まで頭の骨が一時的にぺこぺこと軟らかくなることがあります。頭蓋癆といって，昔はクル病のひとつの徴候とされたものです。しかし血液やレントゲン検査でもクル病の所見がなく，頭蓋癆だけ見られることが多く，こういう場合は4～6か月頃までに自然に治ります。

　匙状爪（さじじょうつめ）：乳幼児の爪がアイスクリームを食べる時に使う匙のように平らで，ちょっと軟らかそうに見える場合を匙状爪といいます。貧血の場合に見られることもありますが，たいていは問題なく，3～4歳になると自然に治ります。また爪に横線が入るのは栄養障害の時などに見られますが，状態がよくなると自然に消えます。縦線は爪の皺で年寄りになれば出てくることが多く，乳幼児にはあまり見られません。爪は皮膚が変化したものなので，皮膚に皺が見られる頃，爪にも縦線の形で出てくるのです。

　尖兵ポリープ（せんぺい）：見張りいぼともいわれ，女の子の肛門のすぐ上，膣との間に直径5mm高さ5mm程度の皮膚の高まり，ポリープとして見られます。便の出るのを見張っているから「見張りいぼ」と名づけられたのでしょうか。母親は「うちの子どもには尻尾のようなものがある」といってくることがあります。人間には尻尾はありませんが，尾骨はあります。

　尖兵ポリープは単に肛門の「シワ」が飛び出た形の異常と見られます。男の子にはほとんど見られず，女の子でもたまに見られ

……………………………………………………………〈自然治癒〉

る程度です。

　排便の時に、たまに切れて血の出ることもありますが、こういう時にはシャワーなどで局所をきれいにしておけば、それで大丈夫です。血が出たりすると、「切れ痔」などといわれて手術することもあるようですが、始終出血するようなことや痛みなど、特別な症状がなければ、手術で摘除する必要もなく、そのままにしておきます。自然に萎縮消失してわからなくなります。

　喘鳴：赤ちゃんの中には機嫌がよくて、ゼイゼイゼロゼロいう児が結構います。にこにこ笑いながらゼイゼイと喉を鳴らすのです。これを喘鳴といいます。肥った赤ちゃんやアトピー体質の赤ちゃんに多く見られます (p. 44 参照)。

　この喘鳴は心配なものではありません。ゼイゼイゼロゼロいうと、ぜんそくの気があるなどといわれます。かぜをひいて咳が多く、しかもゼイゼイいう場合にはぜんそく様気管支炎を考え、薬も使いますが、機嫌がよければそれほど心配はいりません。薬を使う必要もまずありません。本当のぜんそく——気管支ぜんそくの時には、ゼイゼイいうだけでなく、ヒューヒューいって呼吸困難を伴います (p. 143, p. 174 参照)。

　赤ちゃんの体は、水分が多く、ことに肥った赤ちゃんでは多いので、分泌物も多くなります。鼻たれ、よだれ、汗っかき、あるいは下痢便が1か月も続いたり、喉の分泌物が多くて呼吸のたびにゼロゼロしたり、女の子ではおりものの見られることもあります。機嫌がよければ心配いりませんし、いずれ自然に治ります。

(高橋)

Q4

8か月の長女の夜泣きが激しく落ち着くまでに20〜30分かかります。どうしたらいいでしょう。

A 夜泣きは赤ちゃん相談の中で最も数の多い問題の一つです。程度の軽いものも含めると、赤ちゃんの半分くらいは夜泣きをするといってもいいでしょう。神経質な母親ですと、赤ちゃんがちょっとぐずついただけでも、夜泣きで大変とこぼす方がいますが、その程度のものは夜泣き扱いはしません。

睡眠の中には、「レム睡眠」(Rapid Eye Movement の頭文字 REM をとってレム睡眠とよぶ)の相と、「ノンレム睡眠」(NREM：non REM)の相とがあります。レム睡眠は字の示すように、眠っているのに目が速くぐるぐると動いたり、呼吸が乱れたり、ため息をついたり、泣いたり、よだれを垂らしたり、手足や顔面をぴくぴくと動かしたり、脳波を取って調べると、眠っているのに覚醒時と同様の脳波が見られます。また、夢もレム睡眠の産物といわれます。

これに対し、ノンレム睡眠の相では、意識がないように、手足もだらりと垂れたままで、内臓諸器官の働きも不活発となり、代謝量も減り、体温も下降し、ホルモンの分泌も少なくなるし、多くの機能は覚醒時より低下します。

脳波を見ても覚醒時と違って、波の高さは低く睡眠時の脳波が見られます。

ノンレム睡眠はオーソ睡眠(ortho-sleep)ともいわれ、その中枢は間脳の視床下部にあるといわれます。これに対し、レム睡眠はパラ睡眠(para-sleep)ともいわれ、この特異な睡眠の相は、視床下部でなくて、脳幹の橋(pons)という部分に発現機序が

〈夜泣き〉

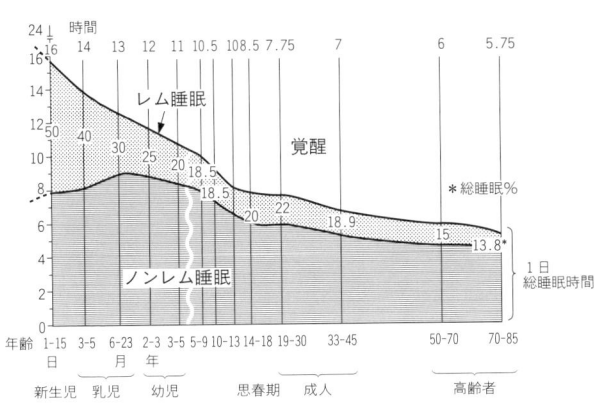

■図　年齢とレム睡眠とノンレム睡眠

あるといわれています。

　このようなレム睡眠は，1時間半〜2時間の間隔で，20〜30分くらいの持続でノンレム睡眠中に繰り返しています。そして図1に見られるように，全睡眠時間のうちレム睡眠は新生児では50％，3〜5か月では40％，6〜23か月では睡眠のうち30％くらいを占めるといわれ，小さい時ほど多くなっています。したがって小さい時ほど，夜泣き声を出したり，寝返りを打ったり，寝相が悪かったり，手足をぴくぴくさせることも多くなります。

　上図の一番上の段に，1日の睡眠時間の総計が示されています。もちろん個人差もありますが，6〜23か月で1日約13時間，その約30％，4時間ほどがレム睡眠ということになります。もぞもぞしたり，夢を見て泣いたり，夜泣きの多いのも，レム睡眠と多少関係があると思われます。

　生後3か月頃までは夜中の授乳も必要ですし，それに伴った夜泣きはほとんどの赤ちゃんで経験するところです。生後2か月頃

Q4

までは授乳時間のペースは，特に母乳栄養では，なかなか定まりませんし，3時間もったかと思うと，次は1時間で泣いたり，30分でまた泣いたり，夜昼取り違えをしたりすることが多いものです。生後3～4か月以後になると，授乳間隔も一定してくることが増え，空腹，おむつの汚れが原因の夜泣きは減ってきます。

夜泣きの統計を見ると，年齢的には7か月頃から1歳半頃までが多いですし，夏より冬の方が多く見られます。男女差はほとんどありませんが，一人っ子や第一子の方がやや多いようです。

原因としても，空腹やおむつの汚れ，周囲の騒音や明る過ぎ，暑さ寒さ，着せ過ぎ，布団のかけ過ぎ，運動不足や，かまい過ぎ，就寝前の興奮，外出，旅行，体調不良，病気や身体的・精神的な疲労などが挙げられます。

対応としては，まずこうした原因を調べ，それを改善すれば，よくなることが多いですが，なかには原因不明といわれるものもあります。精神的な疲労などというと，なかなかわかりにくいですが，赤ちゃんや小さい子どもでも意外と心はデリケートで，親がいらいらしたりすると，途端に夜泣きが始まったりすることがあります。7か月頃から夜泣きが多くなるのも，人見知りが始まったり，知恵もつき，情緒面の発達が見られたり，心の働きがデリケートなためかも知れません。

7か月過ぎて夜泣きする場合，母乳やミルクを与えると落ち着く子もいます。ほんの少し母乳をしゃぶる程度で精神安定剤になるのか，すぐ寝る子もいます。1～2回の授乳ですぐ眠るならば，それでよいでしょうが，4～5回と数回起きる時には思い切って母乳をやめます。4～5日はつらいでしょうが，こういう習慣も直り，夜泣きもなくなることが多いものです。

体調不良や病気の時には一時的な夜泣きが多く，それが治れば

〈夜泣き〉

夜泣きも直ることが多いのですが、逆にそれをきっかけに夜泣きが続くこともあります。そういう時は昼間の遊びや運動を満足させることが大切です。

寒い時の方が多いのは、寝相の悪い赤ちゃんですから、布団を蹴とばし体が冷えて泣くことが多いようです。親が添い寝をすると落ち着いて寝ます。しかし親の方が添い寝で眠れなくなる場合もあります。また寒いのが心配でたくさん着せたり、布団を厚めにしたりすると、赤ちゃんは自由に身動きがとれず泣くこともあります。こういう場合には、安全な暖房を使って、部屋全体を暖かくし、薄着で寝かせると落ち着くことが多いものです。

また冬は外に出ることが少なく、運動不足や昼寝が長過ぎて、ことに夕方2～3時間以上寝ると夜眠れません。夕方寝そうになった時には、気分転換をはかって、ちょっと外に出したり遊びの相手をして、この習慣を直すように心がけます。昼寝は月齢にもよりますが、乳児期後半や幼児期には、午後1～2時間とし、午後3時頃にはきり上げるようにする方が、早寝早起き・夜熟睡する習慣がつくようです。

外出、旅行など、普段と変わった経験をすると、赤ちゃんなりに、初めて見るもの、聞く音などに興奮します。ことに祖父母への初めてのお目見え旅行をし、祖父母にちやほやされると、それを機会に夜泣きが始まることがあります。しかし自宅に戻り落ち着いた生活に戻れば割に早く直ります。原因不明と思われる夜泣きも結構ありますが、そういう場合はいらいらするとかえって大変になります。泣いたらちょっと抱いたり、とんとん軽くたたくことにすると、それほどつらいものとは感じないで乗り切ることができます。1歳半か2歳頃になると、夜泣きもすっかり落ち着いて、そんなこともあったのかと思う親が多勢います。　　（高橋）

Q5

哺乳ビンや乳首の消毒はいつまで必要ですか？また夜中はおむつを替えなくてもいいでしょうか。

A 赤ちゃんの栄養状態がよくなり，冷蔵庫，水洗便所が普及し衛生状態が改善された現在，昔に比べて，赤ちゃんの胃腸炎はかなり少なくなりました。したがって赤ちゃんの哺乳ビンや乳首の消毒も，昔ほど厳しく，神経質にすることはなくなってきました。でも抵抗力の弱い赤ちゃんですから，生後6か月頃までは消毒をし，清潔に気をつけましょう。生後6か月も過ぎれば，ミルクを飲んだあときれいに洗い，気になるのでしたら，次に使う時に，サッと熱湯を通すくらいでまず大丈夫です。

だいたい5，6か月を過ぎると，そこらへんのものをベタベタさわり，なめたり口に入れたりしますから，哺乳ビンや乳首だけ厳重に注意してもナンセンスというものです。

しかし水洗便所もない，衛生状態のあまりよいとはいえない地域では，できたら1歳くらいまでは，赤ちゃんの食器は消毒し，清潔に気をつけてほしいと思います。

お母さんの乳首を消毒綿でふく人もいるようですが，お風呂に入って，きれいな肌着をつけているなら，飲ませる時お湯でふく程度で十分です。

アメリカの医者たちが，自分たちの子どもを育てる時，どの程度乳首を消毒したか調査した記録があります。

年をとった医師の家庭では，1年近くまで消毒していましたが，大学出たての若い先生の家庭では，清潔にするだけで，特に消毒をしたことがないというのが大部分でした。発育状況，病気

……………………………〈哺乳ビン消毒・夜中のおむつ替え〉

の様子も調べたところ，消毒しないグループでも病気もほとんどしないし，発育も順調だったということです。

　なお，哺乳ビンや食器を消毒する時，多くは熱湯で10分くらい煮沸消毒しますが，その他薬品消毒等も行われます。

　夜中のおむつ替えについてですが，生後2～3か月頃までの赤ちゃんのお尻のまわりの皮膚は過敏で，また排尿便の回数もやや多く，取り替えが遅くなったりすると，容易に肛門周囲がただれたり，おむつかぶれができやすいものです。親にとっては，夜中に何度も起きるのは大変ですが，汚れたら取り替え，さっぱりした感じにしておくことが大切です。

　赤ちゃんによっても，多少神経質な赤ちゃんと，それほどでない赤ちゃんがいます。神経質な赤ちゃんですと，排泄するとすぐ泣くことが多いですが，それほどでもない赤ちゃんは，割に平気な顔をしています。またおむつかぶれのできやすい赤ちゃん，できにくい赤ちゃんもいて，おむつを同じように取り替えていても，ちょっと取り替える時間が遅くなると，すぐお尻が赤くなる赤ちゃんもいます。

　生後1～2か月頃までは夜中の授乳もあるのでその前後に取り替えますが，3か月も過ぎ，最後の授乳が夜10時頃で，朝までぐっすり眠り，おむつが多少濡れてもお尻がただれない赤ちゃんなら，朝お湯できれいにふいてあげさえすれば，それほど神経質に取り替えなくても別にどうこういうほどのことはありません。ことに使い捨ておむつ（disposable diaper，いわゆる紙おむつ）では，お尻のまわりが割にさらっとしているので便利ですし，取り替えなくても平気な場合が多いものです。汚れたら取り替えるが原則ですが，実際問題として，その通りでない場合もあります。

(高橋)

Q6

2歳2か月の女の子ですが、まだ母乳を飲んでいます。2歳過ぎたら絶対にやめさせた方がよいでしょうか。

A 母乳をやめることを断乳、または卒乳といいます。そのやめる時期は個人個人違います。母乳がよく出る場合、1歳あるいは2歳過ぎたらやめなければいけない、いつやめなければいけないという規則はありません。子どもの運動が活発になり、知能精神発達も伸び、食事も十分食べるようになって、母乳に対する興味が薄れてくると、ある日突然プツリと母乳をやめることがあります。10か月頃から18か月頃までにやめる子が多いです。自然にやめてくれれば一番よいですが、1歳過ぎてもなかなかやめられず、どうしたらよいかと相談を受けることも時々あります。その際、子どもの発育がよく、元気で食事もよく食べ、よく眠り、よく遊び、母親も母乳を与えることが幸せと感じるなら、1歳半、2歳過ぎまで続けても問題はあまりありません。昔子どもに与える食事―離乳食がうまく作れず、また粉ミルクも現在のように進歩した安全なミルクがなかった時代は、2～3歳頃まで母乳を飲む子は多勢いました。

現在でも発展途上国では、母乳は子どもたちの栄養源として長く飲まれています。離乳食作りやミルクを溶かすのに必要な安全な水もなかなか手に入りにくく、容易に下痢腸炎から栄養失調となり、死亡する子どもたちが多いからです。また母乳を与えていると、ホルモンの関係から妊娠しにくく、絶対ではありませんが、ある程度避妊の目的を達することができます。爆発的な人口

〈断乳〉

増加に悩む途上国では，2～3歳頃まで母乳を続けることは自然に人口抑制の目的も達しているといえます。

先進国でも2歳頃まで母乳を与えることが勧められています。これは栄養補給という点よりもむしろ人間関係をよくするという観点から，勧められているのではないでしょうか。先進国では人間関係が希薄になっているところが多いのですが，人間関係の大本をつくるのは親子関係で，さらに親子関係を自然につくり出すのは，母乳栄養による母子関係といわれます。人工栄養では母子関係は育たないかというと，決してそんなことはありませんが，母乳にはビタミンI（愛）が含まれているともいわれるように，自然に母子のきずなが深められていくと考えられます。

母乳を長く続けても，上述のように親子とも元気ではつらつとしているなら問題はありませんが，子どもが母乳にしがみついて，食事もあまり食べず，体重増加不良，顔色もさえず，わがまま，甘えが強くなるようなら，また母親もやめた方がよいかと思うような時には，母親の決断によって断乳することが勧められます。

夜中に目が覚めた時，ちょっとしゃぶるだけというのは，生活習慣の問題で，それによって精神安定が得られるのでしょう。夜中目を覚ました時，母の乳房にちょっと触れたり，あるいは手に触ったり，トントンされるだけでまたすぐ眠るという子どもは多勢います。

断乳すると，あっさりそれを受け入れて，食欲も出たり，夜中もぐっすり朝まで眠る子も多いものです。反対に大騒ぎして，大声で泣きわめいててこずらせる子もいますが，昼間子どもと遊ぶ時間を長くしたり，外遊びを多めにして，適度な疲労を覚えさせたりすると，意外と早く断乳できます。決断した以上，4～5日から1週間くらいはがまんすると，たいていは成功します。（高橋）

Q7

1歳3か月の男の子ですが，好き嫌いが多く，スプーンも嫌がって手づかみで食べようとし，手を焼いています。

A 子どもの食欲を見ていると，3歳頃までいつもいつも食欲旺盛という子はほとんどいません。多かれ少なかれ，食欲不振の経験を持っています。短期間，あるいは長期間にわたって食欲のない子もいます。「よくまあこれで生きていられるな」と思うくらい小食でも，元気で活発な子どもを見かけます。

子どもが病気の時には食欲不振になりやすいですが，健康な子どもに，ミルクや離乳食を何とか食べさせようと強制することによって食欲不振になる場合もかなり多くみかけます。親は強制とは思わなくても，子どもにとって食べたくない飲みたくないものをつきつけられれば，やはり強制と感じ，いわゆる心因性食欲不振を示すでしょう。

先天性食欲不振といわれる生まれつきの食の細い子もいますし，大食の子，小食の子と個人差があります。同じ子どもでも発育の時期によって，ある時期はよく食べ，ある時期はあまり食べないという具合に，食欲に波が見られることもよくあります。

以前の旺盛な食欲を知っている母親にこの食欲の波が理解されていないと，ちょっと食欲が落ちただけで栄養が落ちるのではないかと心配し，食事を強制して，子どもをますます心因性食欲不振にかりたてる場合も見受けられます。哺乳ビンの乳首の穴を大きくして離乳食を流しこもうとしたり，うつらうつら寝かかった時だとよく飲むので寝入りばなを狙ったり，あやしたりすかした

〈食欲不振，小食・偏食〉

り，子どもの食欲を無視して何とか口の中に押しこもうとします。

このような食事の強制が行われれば，本来は楽しいはずの食事が，まるで拷問されているように受けとられても仕方ないでしょう。なかには食事を見ただけで泣いたり，吐き気をもよおしたり吐いたりする子もいます。幼稚園年齢の子だとおなかを痛がってしゃがみ込んだりすることもあります。

このような心因性食欲不振は，食事の無理強いのほかに，食事のしつけが厳しすぎたり，周囲に大人が多くて刺激が多過ぎたり，親が神経質で緊張し過ぎた食事環境になると生じることがあります。こうした環境では，子どもは食事に興味を感じるどころか，嫌悪を覚えるようになるのも当然でしょう。

心因性食欲不振が周囲の関心をひくために行われることもあります。子どもが食べないと，周りで何とか食べさせようとして，懇願したり，あやしたり，なだめたり，いろいろな手段が用いられます。すると子どもは口をつむって食べさえしなければ，すべてのことが子ども本位に運ばれる面白さを悟ってしまいます。自己中心欲を満足させる方法を赤ちゃんの時代から知っているとは，ずる賢こいように思えますが，このようなことは，この年齢でも心得ているのです。

心因性食欲不振の対策としては，食事の無理強いを避けて，20分，30分たっても食べなければ，さっさと食事を下げてしまうことです。そしてたとえ食事と食事の間に欲しがっても，その時には与えないようにして，食事の時間になって少し減量して出してみましょう。減食療法をしばらく続けるうちに，食欲も回復し，きっとおなかが減って食べ出すようになるでしょう。また食事の時間に食べなければ，食べ損なうことも覚えるでしょう。

さらにおなかのすくように，外気浴やタッチケアー，適当な運

Q7

動刺激も与え（身体的，精神的に過度の刺激を与え過ぎると，かえって食欲不振に陥ってしまうことにも注意），楽しい雰囲気で生活するように心がけましょう。

ところでこの質問の場合の，食べない，むら食いは年齢的な問題で，多くの子に見かけられる問題です。

実際に幼児期になると，小食，むら食い，偏食，食事のマナーなどの問題が多くなってきます。

小食の例を見ると，おやつ（ことに嗜好品）のとりすぎ，牛乳の多飲等による食事量の減少が多いようです。この種の小食の主因は食事のしつけの未熟さ，牛乳に対する過信（食事を食べなくても牛乳さえ飲んでいればよいという考え方）などにありそうです。幼児期の食構成から見た牛乳量は1日200～400mlくらいにしたいところです。

偏食も食事のしつけの誤りによって起こることが多いです。誰にも食物の好き嫌いはあるでしょうが，偏食となるとその程度の高度なもので，身体発育や栄養に障害をきたしたり，将来の社会生活にも不便となるようなものを指します。幼児期は一般的に甘味のやや多い食品を好み，ピーマン，ネギ，菜っ葉類などの野菜類や魚類などはあまり好みません。長ずるに従って野菜も食べるようになることが多いですが，調理方法を変え，暑い時には冷たいもの，寒い時には温かいもの，あるいは形や固さ，見た目にもおいしそうな色，においなどを工夫します。

また食事の前に十分に空腹にさせ，その上で嫌いなものは少量好きなものに混ぜるとか，周りで嫌いなものをおいしそうに食べてみせたり，幼稚園の弁当などに加えて，群集心理や，気分転換を利用して食べさせるのもよいでしょう。そして子どもが食べた場合にはともに喜んで自信をつけさせるようにします。ただ「食

〈食欲不振, 小食・偏食〉

べろ食べろ」というのは強制になったり, 反抗心をあおったりして逆効果になりやすいのです。

むら食いは1～6歳くらいまでの幼児期にはかなり多く見られます。その日の天候, 運動量, 食事の重さ, 空腹加減, 周囲の環境の影響などいろいろな組合せで, 食べたり食べなかったりします。多少むらがあっても明るい環境で無理強いしないように心がければ, そのうちいつの間にかよくなるものです。もちろん機嫌が悪い, 元気がない, 栄養状態が悪いなどということがあれば, 小児科医にみてもらい相談します。

さらに食事のマナーについてですが, 1歳～1歳半頃は手づかみ期です。子どもの性格, 気質によって, おとなしく, 母親に食べさせてもらう子もいますが, 多くの子どもは1歳も過ぎると, 好奇心旺盛で食事も自分で食べようとします。まだ神経, 身体機能が十分発達していないので, フォークやスプーンを使うことは難しい。勢い手づかみで食べることになります。スプーンやフォークも引っかき回すだけで, 親が手伝って食べさせようとすると, 皆払いのけて手づかみで食べようとします。まったく1歳過ぎの子どもの食べるのを見ているとかないません。一度口の中に入れたものを, 手を入れてつまみ出し, しかもぐちゃぐちゃこね回し, またそれを口の中に入れたり, あるいはこね回した挙句, 床に放り投げる。行儀よく食べさせなければと思っても, 現実はすさまじい。しばらくの間, 手づかみも認めて, パンや小さなお握りを持たせ, ある程度満足感を持たせながら食べさせるとか, 床にビニールの布でも敷いて, こぼしたものはあとで片づけるというふうにしなければなりません。1歳半も過ぎればスプーンも上手に使えるようになることが多いし, 手はかかりますがしばらくの辛抱です。

(高橋)

Q8

2歳1か月になる女の子ですが、まだおむつがとれません。祖父母から「まだおむつをしているの」と言われ気になります。

A　2歳前後になると排尿便のしつけということが問題となります。昔は今のように便利な紙おむつ（使い捨ておむつ）がなく布のおむつでした。

　たくさんのおむつを用意して、洗濯したり、乾かしたり、たたんだり、おむつに対する労働は、育児労働の中でもかなり手数や時間のかかるものでした。梅雨時や雨の日などは大変で、部屋の中に綱を張って、おむつを干したり、特別な乾燥用具を使ったり、1枚1枚アイロンをかけて、消毒兼乾燥をさせたものでした。

　そういう大変な苦労があったので、早くおむつがとれればよいと、昔は1歳も過ぎるとまず排泄回数の少ない大便から、子ども用の便器（オマル）に座らせたり、あるいは大人の便器に、支えながらさせてみたものでした。もちろん最初からうまくいく赤ちゃんは、そんなにいません。いやがってそっくり返ったり、大声を出したり、あるいはいやがらなくても、いつまでたっても出ないとか、遊び出そうとする赤ちゃんもいました。

　いやがった時は、無理はしないですぐやめますが、また翌日やってみる。翌日もだめならまたその翌日と、無理はしないで根気よく、しつけていきます。そのようにいやがらない程度に働きかけをやっていると、意外と早くとれる赤ちゃんも結構いたのです。

〈排尿便のしつけ〉

　昭和35年（1960年）洗濯機が出回るまでは，昼間のおむつ離れは，先進国の中では日本が最も早く，1歳8か月で80％くらいの赤ちゃんが成功していたのです。その後使い捨ておむつが普及して，さらっとして布おむつよりおむつかぶれが少ないことや，洗濯する手間も省け，いろいろ便利なことが多く，お母さんたちも「いずれおむつはとれるのだから，何も慌ててしつける必要はない。紙おむつは便利でよい」というふうに変わってきました。働きかけをしないと（排尿便のしつけをしないと），おむつ離れは遅くなり，現在日本でのおむつ離れは2歳半から3歳頃，先進国の中で一番遅くなっています。3歳でもとれなくて，4歳で紙おむつをしている子もいます。そういう子どもの中には布パンツにすると不安で，習慣づいた紙パンツにはき替えると安心している子がいます。

　確かに自然におむつはとれますが，排尿便をコントロールする神経が成熟し，トイレがどういう場所か，はっきりわかってくる頃，すなわち2歳前後に排尿便のしつけを行うと，それほどてこずらずに，おむつがとれることが多いものです。特に入浴直前にトイレで抱えてさせてみるとか，子ども用の便器に座らせて，「シー」などと声をかけてみると，成功する率が高いものです。うまくいったら褒めてあげます。褒められると子どもも嬉しくなり，自信も持つようになります。時々は失敗しますし，またはじめはうまくいかなくても，無理強いはしないで，働きかけを繰り返し，2～3時間おきに見計らってさせるうちにきっとうまくいくでしょう。

（高橋）

Q9

11か月の男の子です。よく食べ3食の食事では足りそうもないのでおやつを与え始めました。おやつを与える時に気をつけることはどんなことでしょうか。

A 本来、1歳頃までは「おやつ」は与えなくてもいいのです。ところが、生後9か月も過ぎ離乳食が3回となり、さらに10か月頃になって、大人と同じように朝、昼、晩3回の食事となると、3回の食事だけでは足りなくて、おなかを空かす赤ちゃんもいます。そういう赤ちゃんには食事と食事の間に小さな食事、いわゆる間食を与えます。

　間食を軽い食事の一部と考えて、栄養補給、水分補給することが、本来のおやつの目的です。ところが最近では「おやつ」といえば、子どもが喜ぶもの、嗜好品が主となって、甘いものがかなり早くから与えられるようになってきました。3歳頃までは、甘いおやつを与えると、そればかり欲しがって食事を食べなくなることが多いものです。虫歯もできやすくなります。多少の甘味は構いませんが、ここいらへんが難しいところです。小さい子のおやつはあくまでも、「間食」という食事と食事の間の小さな食事と考えておきたいのです。

　したがって1歳頃までのおやつとしては、食事の足しになるようなもの、例えばお芋とか、サンドイッチ、小さなおにぎり、あるいは果物とか、ヨーグルト、牛乳などが好ましいのです。市販の赤ちゃん用のビスケットとかせんべい（軽やき）程度のものも構いませんが、たくさんはあげないようにします。

....〈間食〉

　量は普通1〜2歳児では1日に摂取するエネルギーの10〜15％ (100〜180kcal)，3〜5歳児では15〜20％程度（210〜280kcal）といわれています。子どもの年齢，体格，日課，食欲，運動量等によって，もちろんその適量は違いますが，多く与え過ぎないのが原則です。

　厚生省の調査によると，過半数の母親は間食を子どもの欲しがる時，または時間を決めずに与えていました。しかも甘いもの，子どもの欲しがるものを与えており，こうなると，肝腎の食事を食べなくなりますし，虫歯も多くなります。

　間食は子どもの食欲に応じて1日に1〜2回，時間を決めて規則的に与えることを習慣づけるのが大切です。買い食いとか，スナック類を1袋ごと与え遊びながら食べさせるようなことはやめます。手洗いを励行し，食卓で食べさせます。他家で間食をもらう場合，母親同士連絡して与えるようにします。

　望ましい間食の素材としては，幼児期になっても，牛乳，乳製品，季節の果物，野菜，穀類，芋類，豆類など自然の味を生かしたものが望まれます。市販品のものを用いる場合にも，甘味や塩味をおさえ，脂肪含量の少ないものを中心にします。現在与えられている間食の90％以上は市販品ですが，手づくりの間食，親子でつくる喜びも味わいながらのおやつもいいものです。チョコレートやケーキ，お饅頭などは控え目にしてほしいのです。

(高橋)

Q10

9か月の女の子に口臭があるようです。体温が37.5℃あることも多く，前回予防接種が受けられませんでした。これは異常ですか？

A 最近「子どもの口臭が気になる」という母親が昔に比べれば増えてきました。そういう子どもの口の中をみても特に異常は認められませんし，臭いも特におかしいとは思えません。もちろん赤ちゃんには「ミルク臭い」といいますか赤ちゃんの臭いがありますし，老人には老人臭というものもありますが，口臭とか体臭とか若い母親は少し神経質になり過ぎているように思います。社会全体が清潔になり，臭いに敏感になって，実際にはほとんど口臭がないのに，異常なほど自分の口臭を気にするのを，心因性口臭といいますが，それが多いようです。

口臭は口の中に残った食物などに細菌が働きかけ，ことに蛋白質が分解して発するといわれます。口中にはいろいろな細菌が常在菌として存在し，食物のかすも結構あります。歯磨きが十分できない赤ちゃんでは，そのような原因で口臭も出すのでしょう。ことに起床直後とか，大きな子では疲労時など唾液の分泌が少なくなると，生理的にも口臭を人に感じさせます。この種の口臭はほとんど生理的なもので異常とはいえません。

異常な口臭は，赤ちゃんにはあまり見られず，幼児や学童に見られます。歯肉に炎症があったり，虫歯により歯ぐきに膿瘍をつくり，そこから膿汁が排出されるのです。その他歯列不正があって歯磨きが十分行われず，食物のかすや歯垢が付着していると口臭が見られるようになります。さらに副鼻腔炎（蓄膿症）があっ

〈口臭と微熱〉

たり，まれですが胃の調子が悪いと不快な口臭が感じられることがあります。

　微熱というと大人で37.2〜37.5度くらいの熱を指す場合が多いのですが，子ども，ことに赤ちゃんではこの程度の体温は大部分が正常です。

　昔結核が多かった頃，この程度の体温を示すと，結核ではないかと恐れられ，微熱が問題となりました。しかし現在結核は，BCGや抗結核剤などのおかげで，非常に少なくなりました。それで昔ほど微熱で騒がれることもなくなりました。

　しかし水銀体温計には37度のところに赤い線が引いてあるので，それ以上あると病気ではないかと心配されるのでしょう。

　事実ふだんの体温が36度台で，37度2〜3分になると，機嫌が悪くなったり，元気もなくなり食事もあまり食べなくなる子どももいます。そういう場合には，かぜの始まりとか，何か病気の始まりのことが多いのですが，子どもの機嫌がよくて，ふだんと特別の変わりがなければ37.5度くらいまでは，正常と考えてまず大丈夫です。ことに赤ちゃんでは，気温が暑かったり，泣いたあとや手足をばたばた動かしたあと，お乳を飲んだり，お風呂から出た直後などには37.5度くらいの熱を出すことは始終見られます。もちろん個人差もありますが，新陳代謝旺盛の子どもでは，時には37度7〜8分くらい出しても平気のことがあるのです。平熱が大人より高いのも普通のことです。

　結局子どもの微熱は，機嫌がよければ，それほど問題にする必要はないのです。ふだんから平熱が37.5度近くあって機嫌がふだんと変わらなければ予防接種も受けられますし，お風呂に入れたり，外で遊ばせたりしても大丈夫です。

(高橋)

Q11
アタッチメント・母子相互作用とは何のことですか。

A 子どもが健やかに成長，発達していくためには，親との間に愛情と信頼の絆が結ばれることが大切です。それは，そのような愛情と信頼があることによって，子どもは不安を解消し，安心して，生き生きと活動できるからです。

母親との間に結ばれたそのような絆を「アタッチメント（愛着）」といいます。また，アタッチメントを発達させる母子のやりとりを「母子相互作用」といいます。母子相互作用を通して，子どもの母親へのアタッチメント，母親のわが子へのアタッチメント（maternal attachment）が育ってくるのです。

相互作用ということばは，互いに影響を与えることを意味しています。つまり，お母さんは子どもに大きな影響を与えますが，それだけでなく，子どももお母さんに影響を与えるのです。例えば，赤ちゃんのそばへ行き，抱き上げるという状況を考えても，それは赤ちゃんが泣いたからということがしばしばあります。

このような母子関係を相互作用として捉えるところがアタッチメント理論のポイントのひとつといえます。

母子相互作用は行動面のやりとりだけでなく，匂い，泣き声，視線が合うことなど，感覚的，生理的な面での相互作用もあります。

アタッチメントは，その対象である人物（普通は身近にいる親）へのある程度の接近を図る，あるいは接近した状態を保持する行動として現れます。

アタッチメントの機能は，子どもに安全感，安心感を与えることです。つまり，初めて行った場所，初めて会った人など，初め

〈アタッチメント〉

ての体験はしばしば不安を生じさせます。また、空腹、入眠、排泄はしばしば不快な状態をもたらします。そのような不安や不快な状態を母親のそばにいることで軽減、解消するのです。そういう意味で、子どもが「お母さんといればぼくは大丈夫」という気持ちになれることが大切です。母親は子どもの「安全の基地」となるともいえるでしょう。

アタッチメントというと乳幼児期のことと考えられがちですが、そうではありません。この概念を提案したイギリスの精神分析学者、J. ボウルビーは、「アタッチメント行動は、明らかに、子どもだけに限られたことではない。普通はそれほど強くはないが、思春期や成人にも、不安がある時やストレスのもとではこのような行動が認められる。だから、出産をひかえている女性や幼い子どもを育てている母親が、誰かに面倒を見てもらったり、援助してほしいと願うことは驚くことではない」と述べています。

アタッチメントが発達するためには、第1に、母親と子どもが楽しい時を過ごすことが大切です。どのような遊び方でもよいのですが、声を出して笑ったり、互いにほっとするような時間がもてるとよいと思います。ただ、最近のお母さんの中には遊び方がわからない人もいますので、そのような場合には、具体的に例示してあげるのがよいでしょう。

第2に、子どもの不快、不安をなだめることが大切です。泣いたり、ぐずったりした時には、抱き上げ、声をかけ、あるいは背中を軽くトントンするなどしてなだめる工夫をします。

親に対しては、いわゆる「抱き癖」を心配する必要はまったくないことを強調します。

(福山幸夫)

Q12
乳幼児突然死症候群とは何ですか。また、うつ伏せ寝についてアドバイスして下さい。

A 乳幼児突然死症候群（英語で Sudden Infant Death Syndrome, それぞれの頭文字をとって SIDS と略し、シズとよんだり、エス・アイ・ディ・エスとよんだりします）とは、「それまでの健康状態および既往歴から、その死亡が予測できず、しかも死亡状況および剖検によってもその原因が不詳である、乳幼児に突然の死をもたらした症候群」（厚生省心身障害研究班）と定義されています。

また、SIDS と症状は似ていますが、亡くならない場合を、乳幼児突発性危急事態といい、「それまでの健康状態および既往症からその死亡が予測できず、しかも児が死亡するのではないかと観察者に思わしめるような無呼吸、チアノーゼ、顔面蒼白、筋緊張低下、呼吸促迫などのエピソードで、その回復に強い刺激や蘇生を要したもののうち原因が不詳のもの」（同研究班）と定義しています。

【SIDS の発症頻度】 わが国の乳幼児突然死症候群の発生頻度は出生 1,000 対 0.5 前後と推測されています。1995 年のデータをみると、年間の乳児の SIDS による死亡数は 526 と報告されています。その月齢分布をみると、生後 1 週間未満が 33（6.3％）、生後 1 か月未満が 53（10.1％）、6 か月未満が 421（80％）となっています。

すなわち、奇形など身体に障害のない子どもの乳児期前半の死亡の多くは乳幼児突然死症候群であるといえます。

【SIDS の特徴】 生後 2〜5 か月に発症することが多いのです

....〈乳幼児突然死症候群〉

が，2歳までは発症する可能性があります。睡眠中に起こることがほとんどで，死亡前に軽いかぜ症状がみられることがあります。遺伝性はないと考えられ，現在のところ原因はまったく不明の病気です。

【SIDSのリスク】　わが国においては詳しいことはよくわかっていませんが，欧米では，SIDSを起こしやすい危険要因が検討され，①うつ伏せ寝，②喫煙，③人工栄養，④厚着の4つが指摘されています。

　欧米では，うつ伏せ寝を避ける指導によって，うつ伏せ寝の頻度が減少し，それとともにSIDSの発生頻度が低下したと報告されています。アメリカ小児科学会は，「健康な乳児の睡眠中は，うつ伏せ，あるいは側臥位は避けることが望ましい」という勧告を出しています。

　1997年夏より，SIDS家族の会から，SIDSを減らすために，①あおむけ寝で育てよう，②なるべく赤ちゃんを一人にしないで，③温めすぎに気をつけよう，④タバコをやめよう，⑤できるだけ母乳で育てよう，という呼びかけが行われています。

　乳児の中には，うつ伏せ寝を好む子もいます。6か月未満の健康な乳児でうつ伏せ寝をさせる場合には，次のようなことに注意するよう指導するとよいと思います。

> 1. マットは硬めのものを使う。
> 2. 顔や頭の周りにオモチャ，ぬいぐるみを置かない。
> 3. 軽いタオルやシーツは敷いてもよい。
> 4. 自由に動ける軽い衣類とする。
> 5. 起きている時は仰向けにもする。

(福山幸夫)

Q13
子どもがものを口に入れ，飲み込んでしまった時の対応を教えて下さい。

A 異物を口から飲み込んだ際，異物が空気の通り道（気道）に入るか，消化器系の食道や胃に入る場合があります。

空気の通り道に入り，呼吸が苦しい場合は，窒息の危険があるので一刻の猶予もできません（Q＆A15参照）。

消化器系に入ったものは，タバコや薬など胃などで吸収されその成分で身体に影響を与えるものと，コインやクリップなど身体に吸収されないものに分けて考えるとよいでしょう。

コインやクリップなど身体に吸収されないものは，原則として便に排出されるのを待ちます。大部分は24～48時間程度で出てきます。

一方，身体に吸収されるものは，少量の水や牛乳を飲ませて喉の奥を刺激して吐かせるのが原則です。

しかし，吐かせてはいけないものもあります。強い酸やアルカリは吐かせると，その際に食道や口腔内に化学薬品で傷害を負ってしまいます。灯油やガソリンを誤飲した時も吐かせるとこれらが肺に入って肺炎を起こす危険があります。これらを飲んでしまったときは，原則吐かせないで大至急病院へ行きます。

また，ナフタリンやパラジクロベンゼンなどの防虫剤は牛乳によく溶けるので，牛乳を飲ませて吐かせるのはよくないとされています。

なお，次にあげるものはほとんど害がないとされていますので，少し様子を見てかまわないでしょう。しかし，子どもの様子がいつもと違う時には，かかりつけ医に相談します。

〈応急処置①誤飲〉

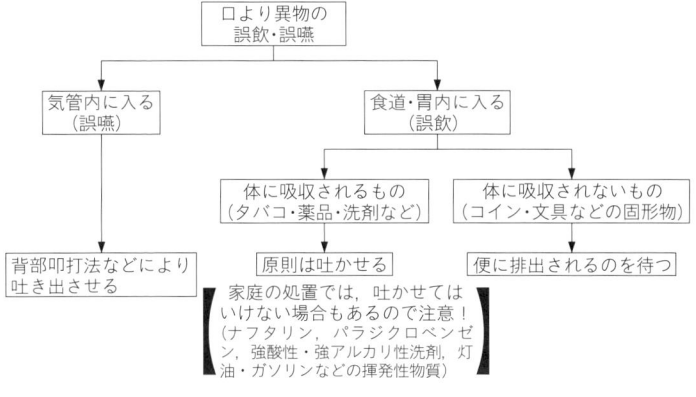

```
            口より異物の
            誤飲・誤嚥
          ┌──────┴──────┐
     気管内に入る         食道・胃内に入る
      （誤嚥）              （誤飲）
                      ┌──────┴──────┐
              体に吸収されるもの      体に吸収されないもの
              （タバコ・薬品・洗剤など）  （コイン・文具などの固形物）
   背部叩打法などにより   原則は吐かせる        便に排出されるのを待つ
   吐き出させる
                  家庭の処置では，吐かせては
                  いけない場合もあるので注意！
                  （ナフタリン，パラジクロベンゼ
                  ン，強酸性・強アルカリ性洗剤，灯
                  油・ガソリンなどの揮発性物質）
```

■図　処置方法の原則的な考え方

　以下すべて少量（1 g，1 mℓ以下）の――食用油，酒，冷蔵庫用脱臭剤，保冷剤，マッチの先端，ろうそく，インク，クレヨン，絵の具，えんぴつ，消しゴム，墨汁，粘土，糊，石鹸，おしろい，口紅，クリーム，化粧水，香水，ベビーオイル，乳液，ベビーパウダー，歯磨き粉，シャンプー，ヘアートニック，シリカゲル，線香，蚊取りマット，靴墨，体温計の水銀など。

　応急手当の方法がわからない時はかかりつけ医，または中毒110番に問い合わせるのもよいでしょう。

・つくば中毒110番（有料）　　　電話 0990-52-9899
・大阪中毒110番（有料）　　　　電話 0990-50-2499

（田中哲郎・石井博子・内山有子）

Q14
子どもの心肺蘇生法はどのようにするのか教えて下さい。

A 心肺蘇生法は少し前までは医療関係者が行うものとされていましたが，最近では国民すべてができることが望ましいとされています。心肺蘇生法が難しいと考えるのは，一度覚えても時間経過とともに，部位や回数などがわからなくなることによるものと思われます。このため，心肺蘇生法は我々が普段行っている呼吸や心臓の働きを補ってあげるものと考え，自分自身の呼吸数や心拍数を常に頭に入れて理論的に理解しておくことが大切です。そして，子どもは新陳代謝が盛んなため，成人より呼吸数および心拍数が多いと理解しておくのが現実的と思われます。

【気道確保】 蘇生の第一歩は異常の早期発見です。顔色や皮膚の色が悪く，ぐったりしている子どもを発見した場合，まず子どもの体を刺激して反応をみます（図1）。意識のない人と寝ている人との鑑別は痛みに対する反応の有無です。刺激をしてもまった

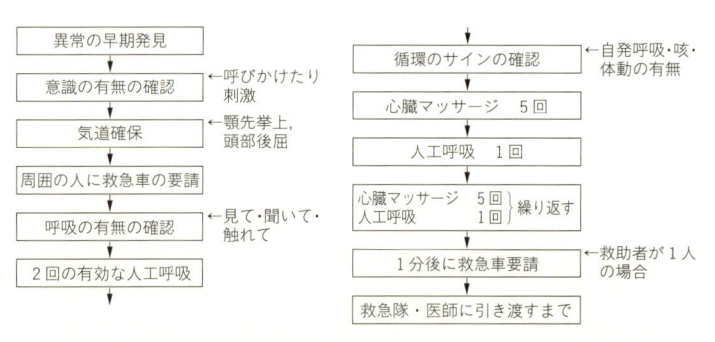

■図1　乳児と1〜8歳未満の子に対する一般人の行う心肺蘇生法の手順

〈応急処置②心肺蘇生法〉

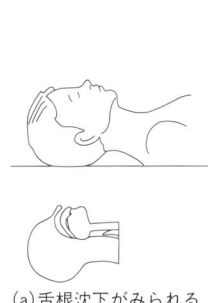

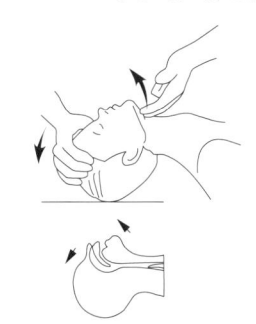

(a) 舌根沈下がみられる　(b) 頭部後屈あご先挙上法により気道が開通

■図2　気道確保

く反応しない場合は意識障害が存在すると判断できます。このような場合には，ただ意識が喪失しているだけでなく，全身の反射や筋肉の緊張が低下して立っていられなくなります。同時に舌が喉の奥の方に落ち込み（舌根沈下），気道閉塞を起こす可能性があるので，これを防ぐ必要があります。舌根沈下を防ぐためには頸部に外傷がなければ下顎を持ち上げ，頭部を後ろへ反らして気道を確保します（図2）。

また，同時に大声で助けを呼ぶことも大切です。近くに人がいれば救急車の要請を依頼します。もし，不幸にして誰もいなければ，まず処置を優先することが新しいガイドラインに記述されています。

呼吸，心拍動がみられる場合は，吐物などによる気道閉塞を防ぐ目的で横向き，またはうつ伏せに寝かせ，頸部を伸ばし回復体位（自然の体位）とします。

【呼吸の有無の確認】　発見者は患児の口元に顔を近づけ，空気の流入音や気流の流れを発見者の顔または手で感じとります。同時

Q14

(a) 口対口鼻呼吸法　　(b) 口対口呼吸法

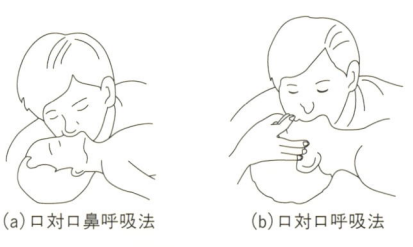

■図3　人工呼吸

に胸部，腹部の動きにも十分注意を払います。もし，自分自身で呼吸すること（自発呼吸）がみられないか著しく弱い場合には人工呼吸を行います。

【人工呼吸】 以前行われていた，腕を上方に引き上げたりする方法（用手式胸部圧迫腕挙上法）は効果が乏しいため，現在では口対口呼吸法または口対口鼻呼吸法が行われています（図3）。

乳児では，口と鼻を術者の口で覆い，呼気を送り込みます。幼児以上では，患児の鼻をつまんで閉じ，術者の口から患児の口へ呼気をまずゆっくり1〜1.5秒かけて2回送り込み，以後1分間に20回くらいのスピードでこれを繰り返します。

人工呼吸にあたっては，小児の呼吸器の生理・解剖学的な特徴をよく理解した上で行うことが大切です。具体的には，子どもの肺は成人に比べ小さいため，吹き込む量は成人に比べ少なく，胸が上下することを確認しながら行います。吹き込む圧もあまり高いと胃の膨満を招くので，胸が上がり換気可能な最小限の圧で換気を行うことが望ましいとされています。

小児では心臓に異常があって心停止になることは少なく，呼吸困難・呼吸停止による低酸素血症に起因する二次的な心停止例が多くみられます。気道を確保して人工呼吸を行うことによって，

〈応急処置②心肺蘇生法〉

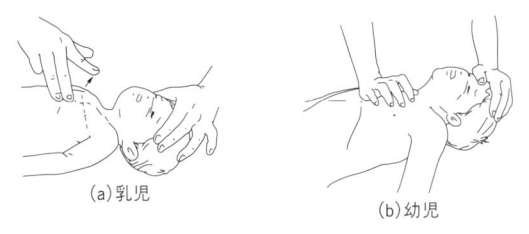

(a)乳児　　　　　　　　(b)幼児

■図4　心臓マッサージの部位

心停止に至らずに容易に回復をみることが多くなっています。

【循環のサインの確認】　有効な2回の人工呼吸のあとに心拍の有無について確認を行います。この際，一般の人にとって短時間に脈拍の確認をすることは難しいと考えられます。そこで，新しい指針では時間を無駄にしないために循環のサインを確認することとなりました。すなわち，自分で呼吸しているかの有無，咳の有無，体動の有無を観察し，これらがない場合は有効な心拍がないと判断して，ただちに心臓マッサージを行います。

【心臓マッサージ】　もし，循環のサインがなく血流が重要臓器へ供給されていないと考えられる時は心臓マッサージを行います。

　部位は，乳児の場合胸骨の中央部分を人差し指と中指の2本で，垂直に圧迫すると効果的です（図4）。圧迫の強さは胸の厚さの1/3くらい沈む強さが適当で，回数は1分間に100より少なく多めに圧迫します。幼児では，胸骨の下半分を，手掌基部で100回／分のスピードで胸の厚さの1/3くらい沈む強さで行います。8歳以上では成人と同様に両手で行います。

【人工呼吸と心臓マッサージの関係】　一人で口対口呼吸を行いながら心臓マッサージを行う場合は，人工呼吸1回に心臓マッサージを5回の割合で行います。

（田中・石井・内山）

Q15
喉にものがつまって苦しんでいる時の応急手当を教えて下さい。

A 喉にものがつまった場合は，そのままだと窒息してすぐに命にかかわるので，すぐに応急手当が必要になります。救急車の到着を待っていたのでは手遅れになることがあります。

　患者に意識がまだある場合は，乳児では患者の頭が下向きになるように支えて，肩甲骨間を5回平手で頭の方に向けて叩く背部叩打法（はいぶこうだほう）を行います。口の内を確認し，これでも異物を取り除けない時は，両手で支えながら乳児をひっくり返して仰臥位にし，頭を低い位置に保ち，胸骨の下半分の位置に2本の指を置いて心臓マッサージと同じ方法で（Q&A14参照）胸部圧迫を5回行います。これを異物が排出され，呼吸ができるまで繰り返します。

　もし意識を失ったら（乳児・小児とも同じ），舌と下顎を持ち上げて気道を確保し（舌-下顎挙上法），異物が見えたら指などで取り除き呼吸の補助を行います。異物が除去できない場合は頭の位置を変えて人工呼吸を行い，5回背部叩打法，5回胸部圧迫を行い，舌-下顎挙上法を行い異物が見えたら掻き出します。

　1歳以上の子どもでは，意識のある場合は子どもの後ろに回り両腕を脇の下から腹部に回し，片方の手の拇指側（おやゆび）を子どもの臍のすぐ上で，剣状突起（胸骨の一番先端のところ，みぞおちの上部）より少し離れた位置に置き，もう一方の手で他方の手を握り一気に上方に持ち上げる腹部圧迫法（ハイムリッヒ法）を行います。

　意識のない場合の胸部圧迫法としては，立位以外にも，仰臥位にして腰の上にまたがり，一方の手のひらの基部を子どもの腹部正中線上で臍の上か剣状突起より少し離れた位置に置き，他方の

〈応急処置③気道異物の処置〉

	乳　児	
意識がある場合	背部叩打法（5回） 口腔内チェック 胸部圧迫法（5回） 口腔内チェック 背部叩打法と胸部圧迫法を繰り返す	〔背部叩打法〕
意識がない場合	舌-下顎挙上法 もし異物が見えたら掻き出す 人工呼吸 背部叩打法（5回） 胸部圧迫法（5回） これらの処置を繰り返す	〔胸部圧迫法〕

	小　児（1歳以上）	
意識がある場合	胸部圧迫法（ハイムリッヒ法）	〔ハイムリッヒ法（立位）〕
意識がない場合 ＊この方法は乳児では肝臓を傷つける危険性があるため，行わない。	胸部圧迫法 （仰臥位でのハイムリッヒ法＊） 舌-下顎挙上法 もし異物が見えたら掻き出す 人工呼吸 背部叩打法（5回） 胸部圧迫法（5回） これらの処置を繰り返す	〔ハイムリッヒ法（仰臥位）〕

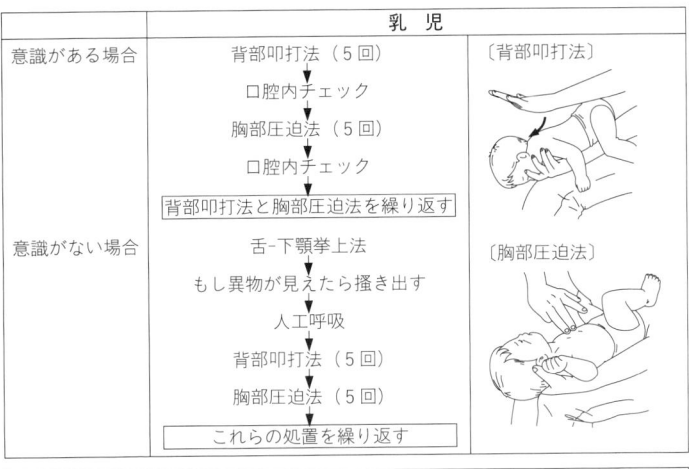

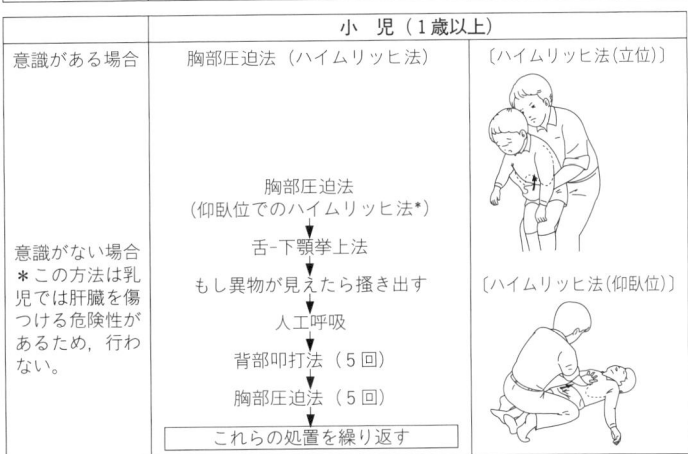

■図　気道異物の処置

手を乗せて一気に頭の方向に圧迫する方法をがあります。その後の処置は乳児と同じです。

(田中・石井・内山)

Q16
事故を防ぐための子どもの安全教育の方法について教えて下さい。

A 子どもの事故は，子どもが小さいうちは周辺の環境整備，すなわち保護者が子どもの発達と事故の関係をよく理解して的確に対応することによって，大部分は防止可能とされています。

しかし，子どもが大きくなるに従って，家庭内から外での活動が多くなり，親がいつでもそばにいて指導することはできなくなります。ですから，子どもたち自らが何が危険で何が安全なのかを理解して行動することが大切になります。これができていないと，大きな事故にあってしまうと考えられます。子ども自身に安全か危険かを理解させることが安全教育です。

では，子どもの安全教育の開始年齢はいつ頃かとお考えになるでしょう。これについて研究者のなかにも定説はありません。しかし，子どもたちが一時的にでも禁止を理解し従うようになるのは1歳3か月頃とされ，また，命令を理解して行動できるようになるのは1歳6か月以降と考えられています。安全教育についての効果があがるのは少なくともそれ以降です。また，これらの年齢における禁止や命令の理解はその場限りで，一度守れたからといってそれらがまだ長時間にわたって持続し，理解されるものでないことも保育者は十分理解しておくべきです。

以上から，安全教育の開始は1歳3か月以降で，これ以前の教育は無効とする研究者や保育者もみられるかもしれません。しかし，生まれてからすぐに赤ちゃんにさまざまなことを話しかけるなかで，安全や危険についても話してあげるべきであると考えら

〈安全教育〉

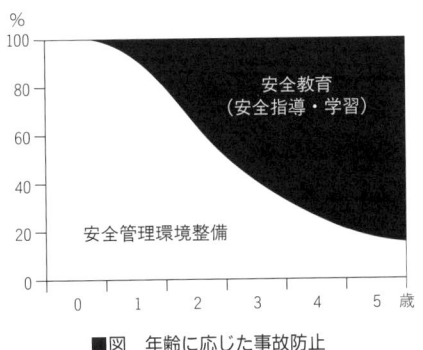

■図　年齢に応じた事故防止

れます。

　わが国ではまだ安全教育のしっかりしたプログラムはありませんが，少しずつ研究されてきています。

　北米ではRisk Watchという安全教育プログラムが開発されています。Risk Watchは幼稚園児から中学生までを対象とした学校での事故防止の教材で，NFPA（National Fire Prevention Association）が中心となり事故防止の専門家たちの協力を受け開発され，子どもとその家族に，事故を防止するために必要な知識と技術を教える教材です。

　内容は交通安全，火災・火傷防止，窒息予防，中毒予防，転落予防，拳銃事故予防，自転車・歩行者安全，溺水予防の8分野に分かれており，各年代の子どもの特徴，複合学級での指導活動，保護者や地域の参加，評価資料，関連企業等のリストと，子ども達が事故防止について楽しく学べるように考えられています。このような例を参考として，道を歩く際や家の中などさまざまな場合で子どもに何回も何回も話してあげるのがよいと思います。

（田中・石井・内山）

Q17
アトピー性皮膚炎と診断されましたが、その対策について教えて下さい。

アトピー性皮膚炎は、慢性の湿疹の一種でアトピー素因を持つ人に多く見られ、発疹の性状や分布に特徴がある極めて頻度の高い病気です（p. 146 参照）。小児では乳児期から認められ、幼児期から学童期にかけてしだいに軽快することが多いのですが、なかには成人まで持ち越したり、いったん軽快してもまた再発することもあって、なかなか厄介なものです。この病気の最大の悩みは著しい痒みがあることで、掻くことによってますます湿疹は悪化して、しばしば皮膚の感染も合併します。

この病気は普通アレルギー疾患とされていますが、この病気の病態のすべてをアレルギー学的に説明することはできず、「アトピー性皮膚炎はアレルギー疾患か？」という専門家によるシンポジウムが開催されているくらいです。現在の学説では、アレルギー反応はアトピー性皮膚炎発症の唯一の原因ではなく、皮膚の性状、ことに脂質構成の異常も重要であるとされています。したがって治療や対策においては、アレルギーに関係した事項のほかに皮膚の性状の改善あるいはケアも忘れてはなりません。

アトピー性皮膚炎は乳児では頭部・顔面や頸部に見られることが普通です。乳児の湿疹のすべてがアトピー性皮膚炎というわけではなく、乳児湿疹とよばれて多くはいつのまにか軽快しますが、アトピー性皮膚炎は治りにくくてだんだんと全身に広がってきます。特に耳介の下縁が切れジクジクしてかゆい湿疹は、アトピー性皮膚炎の特徴とされているので、早期の診断の参考になります。幼児期になると全身、ことに肘窩や膝窩、腰のまわりなど

〈アトピー性皮膚炎〉

に発疹が出てきます。

　アトピー性皮膚炎と混同しやすい皮膚の病気も多いので，注意が必要です。ことに皮膚の細菌や真菌感染症は，アトピー性皮膚炎の治療に必須のステロイド剤が禁物なので，誤らぬようにしなければなりません。

　さてそのステロイド剤ですが，よほどの軽症の場合以外はアトピー性皮膚炎の治療には乳児といえども必ず用いる必要があります。ステロイド剤の副作用として喧伝されている症状は，通常皮膚科医や小児科医が小児に対して処方するクラスの外用剤（軟膏やクリームなど）については心配ありません（ただし内服や注射などでの全身投与では副作用が心配です）。いたずらにステロイド剤の使用を拒否し，間に合わせの治療を行って重症化させる例が極めて多いのです。ましてあやしい民間療法などでは決してよくならないことを知ってほしいと思います。また軟膏などの外用剤は，その使い方を主治医によく指導してもらうことが大切です。

　アトピー性皮膚炎は皮膚の病気ですから，皮膚科の専門医に相談するのがよいことは当然です。成人はもちろん，小児でも学童以上の年長児で，気管支ぜんそくや他の合併症がない人は皮膚科医を主治医に選ぶべきでしょう。しかし年少児ことに乳児では，皮膚の治療だけでなく栄養の問題，発育発達の評価，他のアトピー疾患の予防や対策など総合的な立場からの対処が必須なので，小児科医を主治医とし，その意見によって必要に応じて皮膚科医の指導をあおぐ体制をとることをお勧めします。

（早川　浩）

Q18
食物アレルギーについて，どんなことに注意したらよいでしょうか。

A 食物アレルギーとは，食物が原因となった免疫反応の結果，生体に不利なさまざまな症状をきたしたものをいいます。食物がいろいろな病気の原因となり得ることは，食中毒などを考えればすぐわかることですが，食物アレルギーというからには必ず背後に免疫反応が存在しなければなりません。しかし日常診療で食物アレルギーが疑われる患者の症状について免疫反応を証明することは必ずしも容易ではなく，また本当はアレルギー反応ではないのにこれとよく似た現象を示すこともしばしばあります。

食物アレルギーの発症は消化管の発達と関係が深いので，成人よりも小児で，小児では年少なほど頻度が高いといわれています。一般にはその傾向があるようですが，成人にもけっこう頻度が高く，小児とあまり変わらないとする報告もあります。ただ年少児では複数の食物に過敏な場合が多いのに比べ，年長児や成人では1, 2種類の食物に限られる傾向があるようです。

理論的にはすべての食物がアレルギーの原因になり得ますが，原因となる頻度が多い食物は，お国柄や年齢層による食習慣で決まります。わが国の小児では従来鶏卵，牛乳，大豆が3大アレルゲンとして有名でしたが，最近では鶏卵，牛乳，小麦の頻度が高く，次いでソバやエビ，ピーナッツ，大豆などです。獣肉類や魚介類も時に認められますが，最近はキウイやオレンジなどの果物や，じゃがいもや玉ねぎなどの野菜類も注目されています。

アレルギー疾患のほとんどすべてが食物アレルギーによって引

....〈食物アレルギー〉

き起こされる可能性があるか，少なくとも関係があり得るといってもさしつかえありませんが，ことに重要なものはアナフィラキシー，アレルギー性胃腸炎，じんましん，アトピー性皮膚炎などです。また気管支ぜんそくやアレルギー性鼻炎などの増悪（ぞうあく）が食物アレルギーと関係する場合も時にあります。夜尿や漠然とした神経症状が食物アレルギーと関係している場合もあるとされています。

　食物アレルギーの診断は，Ⅰ型反応については皮膚試験や血中のIgE抗体の検索が有用ですが，普通の患者はそのほかにⅠ型以外のアレルギー反応と関連する複雑な生体反応の総合によって病態が形成されているものと理解されるので，簡単な臨床検査では十分解明できません（p. 135～138参照）。実用的には問題の食物の摂取を禁止したり，少量摂取させたりして結果を観察するいわば原始的な検査法しか確実な方法がまだないのです。その評価を正しく科学的に行うのはかなり難しいので，専門家に相談する必要があります。

　食物アレルギーの治療は今のところ問題の食物を避けることしか確実な方法がありません。補助的にアレルギー反応を起こしにくくする薬剤を用いることもありますが，効果はわずかです。少量を食べ続けてそれに慣れさせようとする方法は，現在のところ有害無益とされています。食物除去を行う場合に重要なことは，それによって摂取が不足する栄養について十分配慮し，必ずそれを補う代替食品をとることです。成長発達をする小児では，ことにこの点に注意しなければなりません。乳幼児に対しては，そのための特殊なミルクや食品が開発され市販されているので，小児科医の指導を受けてこれらを上手に用いたいものです。

（早川　浩）

Q19 〈手足が冷たい〉
赤ちゃんの手足が冷たいのは心配ないでしょうか。

A 赤ちゃんの手足は、いわばラジエーターの役目をしています。外気温が低ければ手足も冷たくなり、体の熱の発散を防いでいるのです。反対に手足が熱いということは、体の熱が手足からどんどん放出されていることになります。このようにして赤ちゃんは体温の調節をはかっているのです。

また赤ちゃんが、バンザイをしたような格好で、手や肩まで布団から出して寝ているのを見かけますが、大人が首から上を出して寝るのと同じように考えていいのです。大人の感覚では肩が冷えたら寒かろうと思いますし、ことにお年寄りは「すっかり肩まで布団をかけないとかぜをひくよ」などといいますが、赤ちゃんにとってはそうではないようです。布団から外に出していれば、寒い時には手は当然冷たくなりますが、新陳代謝の旺盛な赤ちゃんはこうして体温を調節しているのです。多少手足が冷たくても、赤ちゃんが元気なら靴下をはかせたり、手袋をはめる必要もありません。ただ手足が紫色になったり、鼻をたらして寒そうな様子でしたら、手袋や靴下をはかせましょう。

手足が冷たいのは心配いりませんが、逆に熱い時は病気かもしれません。熱が出はじめる時は、体温を放出しようとして、手足がポッポッと熱くなるので注意して下さい。

(高橋)

Q20 〈包茎〉

男の子は入浴の時オチンチンをむいて洗った方がよいのでしょうか。

A 成人男子の陰茎は先端の亀頭部は、大部分は皮がかぶさっていません。ところが乳児期の陰茎は先端部まで皮（包皮）がかぶさっています。これを包茎といいますが、乳児期では包茎は普通のことです。しかし包茎があると、垢がたまって、それがもとで炎症を起こしたり、将来がんになりかねないから、お風呂の時、先端をめくるようにして洗いなさいと、よく言われたものです。

包茎は3〜5歳頃になると自然にむけて、ある程度亀頭部が見えるようになり、思春期には大部分がむけ亀頭部が出てきます。

欧米では生まれるとすぐ割礼といって、包皮の一部を切る習慣がありますが、東洋では行われません。したがって東洋人は成人でも10％くらいは包茎といいますが、別に陰茎がんになることもないし、問題になることもほとんどありません。割礼は宗教的なものであり、民族的な習慣で、医学的、科学的根拠はほとんどないといわれるのです。

上述したように一時期、男児を入浴させる際、包皮をめくるようにして洗うよう勧められましたが、いやがる子が多いし、無理にやると「かんとん症状」（亀頭部がはれる）を起こすこともあるので、現在はめくらないで洗うのが普通です。排尿障害がある時には泌尿器科医にみてもらいます。

（高橋）

Q21

3歳の息子が，最近目をパチパチします。1か月前に妹が生まれたので，その影響かと思いますが，特別な治療法はあるのでしょうか。

A 妹さんの出生が原因で起こった，チックと考えてよいと思います。結膜炎などでも目をパチパチすることはありますが，そういう時には結膜炎が治れば，パチパチするのも落ち着きます。結膜の充血などもない場合には，心身症のひとつであるチックが考えられます。心身症というのは心に問題があって，身体的にいろいろな症状を呈する場合をいいます。昔は心身症といえば大人の病気でしたが，昭和30年頃から，幼稚園児にも見られ始め，現在では結構多く見られます。赤ちゃん（乳児期）に心身症があるのか，といわれますが，まったくないとはいえません。まだ心の発達が未熟ですし，現れ方も不安定ですので，幼児や学童のように，はっきりはしませんが，育て方に問題があるような場合，それらしい症状が見られることもあります。

【幼児期に見られる心身症】 愛情遮断性発育不全＝母性愛喪失症候群（Maternal Deprivation Syndrome）：親の愛情が薄く，ことに虐待されたりすると，いくら食事をとっても大きくなれません。精神的抑圧のために，成長ホルモンの分泌が低下している場合が多いといわれます。そういう子は入院させたり，あるいはかわいがってくれる人にしばらくみてもらったり，精神的環境を変えるだけで，数か月すると正常な成長ホルモン状態に回復し，発育も正常に戻ります。

極小未熟児とか，超未熟児で生まれて，長期間母親と隔離され

Q21 〈心身症〉

ていると，子どもの親に対する愛着が薄れ，親もまた子どもに対する愛情が乏しくなり，母子関係がうまくいかなくなり，発育にも影響を及ぼすことがあります。したがってできるだけ早期から親子の接触をはかり，ふれあいを濃厚にして予防する方法もとられています。

泣き入りひきつけ（憤怒けいれん）：赤ちゃんが驚いたり，怒ったり，欲求不満や不機嫌で強く泣くと，そのまま息をとめてしまって顔色が青くなったり，唇がチアノーゼを呈したり，体をぴーんと突っ張ってけいれんを起こしたのではないかと思われるような様子を示します。意識も一瞬なくなり，ぐったりしますが，1，2分もたたないうちに，すぐ元に戻ります。1歳前後から2歳頃までの神経質な赤ちゃんに見られます。かんしゃくを起こして泣いた挙句にひきつけ様状態を呈するので，「泣き入りひきつけ」などといわれますが，特別な薬の必要もありません。ひきつけ時発作の見られた時に，じっと抱いていてあげるだけで治ります。3歳頃までに自然に泣き入りひきつけは見られなくなりますが，「甘え」をある程度受け入れてあげて，抱くことを多くすると，こういう児の心は落ち着くようです。

PTSD (Post Traumatic Stress Disorders)：赤ちゃんにも災害事故にあったあとなどPTSDの見られることがあります。夜泣きが激しくなったり，夜寝る時母親と添い寝しないと眠れないとか，トラックが通って，ちょっとガタガタ音がしただけで母親にしがみつくとか，食欲不振になるとかいろいろです。3歳頃になって友達遊びが活発になる頃，自然に治ることが多いものです。

その他（夜泣き，指しゃぶり，食欲不振，便秘，下痢，嘔吐，Head-banging〔頭を床などに繰り返し叩きつける行動〕，Head-rolling〔いやいやを盛んにするように，頭を左右に繰り返し振る

Q21

■表 乳幼児にみられる心身症（習癖も含む）

	起こりやすい問題	誘因となりやすい事項
乳児期	心因性食欲不振，愛情遮断性発育不全，心因性（指しゃぶり，夜泣き，嘔吐，下痢，便秘，Head-banging，Head-rolling），泣き入りひきつけ，PTSD	親のいらいらした感情，神経質，几帳面すぎる育児態度（授乳，食事，睡眠，排尿便），愛情の欠乏，放任，災害事故
幼児期	食欲不振，過食，異食，夜驚症，就眠儀式，遅寝遅起，心因性頻尿，遺尿，遺糞，夜尿，便秘，吃音，チック，爪かみ，性器いじり（オナニー），抜毛癖，憤怒けいれん，臍疝痛（一過性腹痛），頭痛，四肢痛，関節痛，心因性咳	弟妹の出生（嫉妬心，競争心），親子関係（厳しいしつけ，甘やかし），友人関係，教師との関係，両親共働きで子どもとの接触が少ない，愛情欠乏，おけいこごと

行動〕など）：これらの問題の原因はいろいろありますが，親子関係や育て方などに子どもが敏感に反応して心身症的な状態として見られることもあります。Head-bangingやHead-rollingなど，むしろ癖の問題として，放っておくと自然に治りますが，親が気にして厳しく叱ったり，いらいらしながら頭をおさえたりすると，かえって治るまで長くかかることもあります。ちょうど幼児期に見られる，目をパチパチする瞬きチックと同様，叱ったり注意し過ぎると，子どもは子どもなりに緊張し，心に圧力を感じそのような心身症の症状を示すのでしょう。

【幼児期，学童期に見られる心身症】表1に示すようにいろいろな種類のものが挙げられ，乳児期のものより症状や原因もはっきりしてくるものが多くなります。

チック（Tic）：目をパチパチ瞬きをするもの，顔をしかめる，頭，首，肩，手足を振る，鼻や喉をならす，ヒィーとか，ウィーとか奇声を発するなど，いろいろの症状を示しますが，瞬間的，無意識的に繰り返して見られる運動をチックといいます。赤ちゃんにも見られますが，5〜12歳頃が好発年齢で，男の子の方が多

Q21 〈心身症〉

いようです。またチックは次の3型に大別されます。①一過性チック，②慢性運動型チック，③トゥレット症候群。大部分は一過性のもので，情緒の抑圧による一時的な神経性習癖のひとつと考えられています。むしろ無関心の態度で自然治療を待つうちに治ります。②型で長く続いたり，③型で手足を激しく動かして奇声を発したりするものでは，環境の改善を考え，場合により精神療法や薬物療法を行います。

吃音，臍疝痛（さいせんつう）：吃音も幼児期では一過性のものが多く，チックと同様，周りの人は無関心の態度で接するうち，自然に治ることが多いものです。

臍疝痛症というのは，お臍のあたりがキリキリと激しく痛む場合をいいます。しかしこの痛みも一過性で，気分転換でもして何かほかに楽しいことがあると，すぐ治ります。4，5歳くらいの子に多いですが，下痢も嘔吐も熱もなく，一過性の腹痛であれば，この臍疝痛症を考え，何が子どもの心に影響を与えているのか考え，子どもに楽しみを与えるようにします。

気管支ぜんそく，周期性嘔吐症，過敏性大腸症候群，胃・十二指腸潰瘍，過呼吸症候群，起立調節障害，神経性食欲不振症：これらは呼吸器疾患，代謝性疾患，消化器疾患，循環器疾患，精神発達障害などとして取り扱われますが，心身症的要素の多い疾患で，したがって治療としては身体面の治療とともに心理社会面の治療も大切となります。

(高橋)

おすすめ文献

〈第1章　出生から幼児期までの健康問題〉（第5章とも共通）

阿部・飯田・吉岡編集（1996）『小児科学新生児学テキスト（改訂第2版）』，診断と治療社

今村栄一・巷野悟郎（1997）『新小児保健』，診断と治療社

巷野悟郎・高橋悦二郎 他（2000）『保育の中の保健』，萌文書林

日本医師会編集（平成12年）『改訂保育所・幼稚園児の保健』第1法規出版社

母子愛育会編（平成6年）『新乳幼児保健指針（第10版）』，日本小児医事出版社

水野清子，他（2000）『小児栄養学』，診断と治療社

Behrman, E., Kliegman, M. & B. Jenson (2000), *Nelson: Text Book of Pediatrics (16th edition)*, W. B. Saunders company

〈第2章　脳の発達と行動発達〉

フレーミッヒ著/諸岡啓一・有本潔訳（1995）『乳児の発達，正常とボーダーライン』，文光社

福山幸夫（1980）『小児の運動障害，筋ジストロフィー症と脳性麻痺を中心に』，医歯薬出版

日本小児科学会・日本小児保健協会・日本小児科医会・日本小児科連絡協議会ワーキンググループ編（平成10年）『小児科医が勧める子育てに役立つ検診ガイド（3～4か月編）』，日本小児医事出版社

松本昭子・土橋圭子（2002）『発達障害児の医療・療育・教育』，金芳堂

松本和雄監訳（1988）『子どもの脳機能障害―自閉，多動，学習障害の神経メカニズム―』，医歯薬出版

〈第3章　事故と応急手当〉

田中哲郎（1996）『子どもの事故防止―母親の力で事故を防ごう―』，日

本小児医事出版社
田中哲郎・小林臻（1993）『小児事故防止の基本原理―実施のためのガイド―』，日本小児医事出版社
田中哲郎・羽鳥文麿・鈴木康之 他（2001）『小児の心肺蘇生マニュアル―心肺停止の予防と Intact Survival に向けて―』，日本小児医事出版社
田中哲郎（2004）『保育園における事故防止と危機管理マニュアル』，日本小児医事出版社
田中哲郎（2002）『教員に必要な子どもの健康知識』，東山書房
田中哲郎（2003）『新子どもの事故防止マニュアル』，診断と治療社

〈第4章　免疫とアレルギー〉

岩田力編（2001）『小児アレルギー疾患 最新の治療』，中外医学社
日本小児アレルギー学会編（2002）『小児気管支喘息治療・管理ガイドライン 2002』，協和企画
飯倉洋治・早川浩編（1991）『小児のアレルギー　改訂2版』，医歯薬出版
飯倉洋治・早川浩編（1986）『小児の気管支喘息　改訂2版』，医歯薬出版

キーワード索引

あ行

愛情遮断性発育不全　246
赤あざ→血管腫
青色母斑　188
あざ　205
アザラシ病　23
あせものより→化膿性汗腺炎
アタッチメント　226
アデノイド顔貌　194
アデノイド増殖　64,194
アデノウイルス　172
アトピー　136
アトピー性皮膚炎　146,184,240
アナフィラキシー　148
アナフィラキシー型　135
アプガール・スコア　25
アルサス型反応　137
アルファ波　82
アレルギー　134
アレルギー疾患　139
アレルギー性鼻炎　145
アレルギー反応　134
アレルギー反応の4型　135
アレルギー・マーチ　140
アレルゲン　135
安全教育　238
苺状血管腫（ストロベリー・マーク，strawberry mark）　188
遺伝子病　20
遺伝障害　20
いびつ頭　205

咽頭結膜熱（プール熱）　167
陰嚢水腫　30,191,204
陰嚢ヘルニア　30,204
インフルエンザ　164
うつ伏せ寝　14,229
右脳　74
運動神経　75
衛生習慣　60
液性免疫　132
延髄　75
エンテロウイルス　172
応急処置　231
応急手当　117
太田氏母斑　189
おたふくかぜ→流行性耳下腺炎

か行

外気浴　40
外耳炎　178
外側溝　73
開排制限　193
海綿状血管腫　188
カウプ指数　7
過期産　23
獲得免疫系　131
鵞口瘡　30
仮死　25
ガス・ペイン　29
かぜ（感冒症候群）　170
褐色母斑　188
割礼　245
化膿性汗腺炎（あせものより）　186

カフェ・オ・レ・スポット　189
川崎病（急性熱性皮膚粘膜リンパ節症候群：MCLS）　197
感覚神経　75
間擦疹　30
カンジダ症　186
間食　222
汗疹様湿疹　29
感染症　158
感染症予防法（感染症新法）　158
間脳　74
陥没呼吸　175
気管支炎　174
気管支ぜんそく　141, 174
奇形　20
危険防止　45
吃音　249
気道確保　232
基本的生活習慣　53
臼蓋形成不全　193
97パーセンタイル値　6
吸入性アレルゲン　151
橋　75
胸部圧迫　236
巨大児　23
切傷・打撲　109
起立性調節障害症　99
近遠方向　11
口対口呼吸法　234
口対口鼻呼吸法　234
クリックサイン　193
血管腫（赤あざ）　30, 188
欠食　64
下痢症　189
健康　18
原始反射　85
誤飲　107, 231
交感神経　76
抗原提示細胞　132
口臭　224

交通事故　109
後頭溝　73
後頭葉　74
誤嚥　231
股関節脱臼　33
極小低出生体重児　23
黒色母斑　188
孤食　64
骨年齢　8
古皮質　73
コプリック斑　165
混合栄養　36

さ行

再興感染症　159
臍疝痛　249
臍肉芽腫　30
臍ヘルニア　30
細胞性免疫　132
細胞毒性アレルギー　136
さかさまつ毛→睫毛内反
匙状爪　206
左脳　74
サーモン・パッチ（salmon patch）　188
サルモネラ感染症　177
3歳児健診　61
3パーセンタイル値　6
軸索　77
事故の氷山図　102
自然治癒　204
自然免疫　131
シータ波　82
湿疹　184
児童福祉法　68
自動歩行反射　12
シナプス形成　77
自発呼吸　234
死亡事故　102
弱視　195

斜頸　32, 205
斜視　195
シャフリング　15
周生（周産）期　19
修正年齢　13
樹状突起　77
出席停止期間　162
しょう紅熱　170
小食　218
小児慢性特定疾患　68
小脳　74
上皮真珠　31
睫毛内反（さかさまつ毛）　194, 205
植歯　127
食物アレルギー　242
食物性アレルゲン　151
食欲不振　216
初乳　33
シラミ　179
自律神経　76
自律調節授乳　26, 201
脂漏性皮膚炎　185
心因性食欲不振　216
腎炎　191
神経細胞（ニューロン）　71
人工栄養　36
新興感染症　159
人工呼吸　234
滲出性中耳炎　180
心身症　197, 246
新生児　24
心臓マッサージ　235
心肺蘇生法　232
新皮質　73
じんましん　148
髄鞘　77
髄鞘化　77
水痘（水ぼうそう）　166
頭蓋内血腫　122

頭蓋内出血　122
頭蓋癆　206
スカモン（Scammon）のカーブ　8
スキンシップ　202
正期産　23
成熟　3
成長　3
生理的黄疸　26
脊髄　75
脊髄神経　75
舌-下顎挙上法　236
舌根沈下　233
舌小帯　31
接触性アレルゲン　151
接触性皮膚炎　185
ぜんそく様気管支炎　174
先天異常　20
先天股脱　193
先天性股関節脱臼　193
先天性心疾患　196
前頭葉　74
尖兵ポリープ　206
喘鳴　44, 207
早期産　23
側頭葉　74
ソケイ（鼠径）ヘルニア　30, 192, 204
卒乳　214

た行

第一種感染症　163
体液性成分　131
胎芽　19
胎芽病　21
第三種感染症　163
胎児　19
胎児病　21
大脳（終脳）　71
大脳皮質（灰白質）　71

大脳辺縁系 73
体力 18
ダウン症 20
脱臼 119
ターナー症候群 21
断乳 214
遅延型 137
チック（Tic） 246,248
窒息 106
知能指数 89
チャレンジテスト 152
中耳炎 178
虫刺症 122
中心溝 73
中枢神経 71
肘内障 47,193
中脳 75
腸重積症 192
調製粉乳 37
超低出生体重児 23
使い捨ておむつ（disposable diaper） 220
手足口病 168
定期予防接種 182
低出生体重児 23
停留睾丸 30,191,204
溺水 108
デルタ波 82
てんかん 96
伝染性紅斑（りんご病） 168,179
伝染性軟属腫（水いぼ） 179,187
伝染性膿痂疹（とびひ） 179,186
伝染病 158
伝染病予防法 158
伝導路 73
転落・転倒 108
頭血腫 32
頭頂葉 74
頭尾方向 11
トキソイド 181

トキソプラズマ症 176
特発性高ビリルビン血症 26
とびひ→伝染性膿痂疹
トリインフルエンザ 178
トリ病（Ornitosis） 177

な行

泣き入りひきつけ 247
生ワクチン 181
難聴 194
ニキビ様湿疹 29
2語文 57
偽斜視 205
日射病 106
乳幼児身体発育値 4
乳幼児突然死症候群 228
乳幼児突発性危急事態 228
尿路感染症 180
任意接種 182
寝返り 42
ネコひっかき病 176
熱傷 107,127
熱性けいれん 94
ネフローゼ 191
捻挫 118
年齢別の事故事例 106
脳幹 74
脳幹的存在 83
脳挫傷 122
脳神経 75
脳性麻痺 98
脳波 82
ノンレム睡眠 208

は行

把握反射 12
肺炎 175
配偶子病 20
はいはい 44
背部叩打法 236

白質　73
鋲持ち　11
麻疹（はしか）　165
場所別の事故　110
蜂蜜水　42
発育　4
発達　3
歯並び　205
バビンスキー反射　12
ハンドリガード（hand regard）　38
非感染性感冒　170
鼻出血　125
ビタミンK欠乏性出血　34
左利き　15
人見知り　43
ひとり遊び　43
微熱　225
肥満度　7
百日咳　164
鼻翼呼吸　175
鼻涙管閉塞　194
ピンセット持ち　11
風疹（三日ばしか）　166
プール熱→咽頭結膜熱
フォローアップミルク　37
不活化ワクチン　181
不完全骨折　119
副交感神経　76
複雑骨折　120
福祉施設　69
副乳　32
副鼻腔炎　178
腹部圧迫法（ハイムリッヒ法）　236
憤怒けいれん　95
分離不安　58
閉塞症状　194
臍ヘルニア（出べそ）　192, 204
ヘルパンギーナ　168

偏食　218
扁桃肥大　64, 194
便秘傾向　39, 189
包茎　191, 245
母子相互作用　226
母子保健法　67
母性愛喪失症候群（maternal deprivation syndrome）　246
発作治療薬　144
発作予防薬　144
ポートワイン・マーク（portwine mark）　188
母乳　200
母乳黄疸　34
哺乳障害　35
母乳と環境汚染　35
哺乳反射　12
母乳不足　28, 35
母斑　187
母斑細胞母斑　189

ま行

マイコプラズマ　173
魔歯　31
末梢神経　75
魔乳　32
未熟児　23, 24
水いぼ→伝染性軟属腫
水ぼうそう→水痘
三日ばしか→風疹
むら食い　219
免疫　129
免疫応答　131
免疫系　131
免疫細胞　131
免疫臓器　131
免疫複合体型　137
蒙古斑　30, 188
毛巣凹点　33
モロー反射　13, 86

問題行動 66

や行

薬剤アレルゲン 151
溶連菌感染症（溶血性連鎖状球菌感染症） 169
夜泣き 45,208
予防接種 180

ら行

ライノウイルス 172
離乳 48
離乳食 43
流行性耳下腺炎（おたふくかぜ） 169
領野 74
りんご病→伝染性紅斑
リンパ節腫大 64
レプリーゼ 164
レム睡眠 208

ロタウイルス 172

欧文

B リンパ球 132
café au lait spot 189
Head-banging 247
Head-rolling 247
O 脚 193,206
PTSD (Post Traumatic Stress Disorders) 247
RS ウイルス 172
SARS（重症急性呼吸器症候群） 178
Sudden Infant Death Syndrome (SIDS 乳幼児突然死症候群) 228
TORCH 症候群 161
T リンパ球 132
X 脚 193,206

■〈実践・子育て学講座〉第1巻・第3巻の主な内容■

第1巻　子育ての発達心理学（藤永　保・森永良子編）

【第1部　理論編】
1章　人間発達の基本を考える
　Ⅰ　はじめに　Ⅱ　発達における遺伝と環境　Ⅲ　初期発達と人間環境　Ⅳ　育児・しつけ・教育
2章　認知と言語の発達
　Ⅰ　乳児の能力　Ⅱ　認知発達　Ⅲ　言語発達　Ⅳ　知能の消長
3章　社会性の発達
　Ⅰ　社会関係の拡大　Ⅱ　性格の理解
4章　発達と問題行動
　Ⅰ　はじめに　Ⅱ　問題行動の概念　Ⅲ　発達の個人差と問題となる行動　Ⅳ　基本的行動の問題　Ⅴ　不適応行動
5章　軽度発達障害――気がかりな子どもの支援――
　Ⅰ　軽度発達障害について　Ⅱ　LD　Ⅲ　ADHD（注意欠陥/多動性障害）　Ⅳ　協応運動困難　Ⅴ　知的境界領域　Ⅵ　高機能グループ：LD，ADHD，高機能自閉症，アスペルガー症候群

【第2部　Q&A】
Q1〈知能と知能検査〉　Q2〈反抗期〉　Q3〈早期教育〉
Q4〈多重知能〉　Q5〈思考スタイル〉
Q6〈血液型性格・性格の5大因子〉　Q7〈被虐待児〉
Q8〈摂食障害〉　Q9〈常同行動〉　Q10〈不器用児〉
Q11〈心の発達〉　Q12〈整理整頓困難〉
Q13〈退行現象〉　Q14〈リスクベイビー〉
Q15〈性差〉　Q16〈音楽治療教育〉
Q17〈性格検査と気質検査，標準心理検査〉
Q18〈知能検査〉　Q19〈発達検査〉

第3巻　子育ての環境学（大日向雅美・荘厳舜哉編）

【第1部　理論編】

1章　文化の中の子育て
　　Ⅰ　はじめに　Ⅱ　変遷する子ども観　Ⅲ　くるむ文化・裸の文化
　　Ⅳ　離乳食の与え方　Ⅴ　子どもの遊び　Ⅵ　子どもたちの労働
2章　ヒトの進化と社会の進化——家族・言葉・文化の誕生——
　　Ⅰ　人類がたどってきた道　Ⅱ　性の契約　Ⅲ　助け合いの心と文化の創造　Ⅳ　文化の進化
3章　日本の子育ての知恵——近世から近代まで——
　　Ⅰ　父親が子どもを教育した時代　Ⅱ　江戸の教育　Ⅲ　寺子屋
　　Ⅳ　母親が子どもを教育した時代　Ⅴ　世間と義理　Ⅵ　笑われるということ　Ⅶ　大衆社会化状況とがまん感覚の喪失　Ⅷ　来るべき社会の子育て
4章　子育ての変遷と今日の子育て困難
　　Ⅰ　最近の子育て事情　Ⅱ　子育ての変遷
5章　子育ての共有
　　Ⅰ　子育て支援の現状と課題　Ⅱ　諸外国の事例に学ぶ　Ⅲ　子育て支援の今後の課題：改めて子育て支援に必要な視点とは
6章　子どもの保育環境
　　Ⅰ　少子・高齢化社会と幼・保の改革　Ⅱ　指導計画（カリキュラム）の基となる幼稚園教育要領と保育所保育指針の改善　Ⅲ　気になる子どもの行動とその背景　Ⅳ　子どもを取り巻くバーチャル環境

【第2部　Q&A】

Q1〈母親の役割・父親の役割〉　　Q2〈子育て広場〉
Q3〈虐待〉　　Q4〈ジェンダーと子育て①〉
Q5〈ジェンダーと子育て②〉　　Q6〈幼稚園における子育て支援〉
Q7〈3歳児神話〉　　Q8〈祖父母世代とのつきあい〉
Q9〈エンゼルヘルパーの役割〉　　Q10〈病児保育・病後児保育〉
Q11〈一人っ子を育てる〉　　Q12〈決まりを学習させる〉
Q13〈テレビと子ども〉　　Q14〈地域社会と親のかかわり〉
Q15〈都市化社会と子どもの発達〉　　Q16〈感情耐性〉
Q17〈子どもの気質と環境〉　　Q18〈異年齢集団の持つ意味〉
Q19〈抱くことの重要性と共感性〉　　Q20〈駅前保育のプラスマイナス〉
Q21〈合併型施設と子育て〉　　Q22〈出張保育と地域社会〉

●執筆者紹介 (執筆順)

高橋悦二郎（たかはし　えつじろう）[編者紹介参照]
〈担当〉第1章, 第2章 I, III, 第5章, Q&A 1～10, 19～21

福山幸夫（ふくやまゆきお）
[東京大学医学部旧制大学院前期修了。医学博士。小児神経学専攻。現在，東京女子医科大学名誉教授。小児神経学研究所所長。日本小児神経学会名誉理事長。第4代国際小児神経学会会頭（1982—86），1960年福山型先天性筋ジストロフィーを発見。その功績により日本医師会医学賞，ドイツ筋学会Duchenne-Erb賞，世界神経学連合より終身功労賞等を受く。また小児てんかんの研究により，フランスてんかん学会よりアンリ・ガストー国際賞，アメリカてんかん学会よりレンノックス賞を受賞。主著：Crossroads of Child Neurologyほか多数。]

〈担当〉第2章 II, III, Q&A 11～12

田中哲朗（たなか　てつろう）
[東京医科大学卒業。カリフォルニア大学大学院修了，医学博士。現在，国立保健医療科学院生涯保健部長。主著：『新子どもの事故防止マニュアル』（診断と治療社），『わが国のSIDS』（まほろば），『わが国の小児救急医療』（まほろば），『教員に必要な子どもの健康知識』（東山書房），『小児救急医療の現状と展望』（診断と治療社），『保育園におけ事故防止と危機管理マニュアル』（日本小児医事出版社）]

石井博子（いしい　ひろこ）
[大正大学文学部社会福祉学科卒業。現在，国立保健医療科学院生涯保健部研究生。社会法人長慶福祉会なみのり第2保育園保育士。主著：『すぐに役立つ救急ハンドブック』（学習研究社），『新・育児相談』（共著，日本小児医事出版社）]

内山有子（うちやま　ゆうこ）
[北海道教育大学札幌校教育学部養護教諭養成課程卒業。杏林大学大学院保健学研究科前期博士課程卒業。現在，国立保健医療科学院生涯保健部研究生。]

〈担当(3人共著)〉第3章, Q & A13～16

早川浩（はやかわ　ひろし）

　　［東京大学医学部卒業。東京大学医学系大学院修了。医学博士。元東京大学医学部教授（小児科学）。現在，東京家政学院短期大学教授。主著：『アレルギーの子を救う本』（世界文化社，1993），『小児科診療入門』（メディカルサイエンスインターナショナル，1999），早川浩・杉下知子編『ライフステージと健康』（中外医学社，2000）］

〈担当〉第4章，Q & A17〜18

＊肩書きは2005年4月現在

●編者紹介
高橋悦二郎

1952年東京大学医学部医学科卒業。医学博士（東京大学）。元愛育病院小児科部長。愛育研究所副所長（退職後，女子栄養大学大学院研究科長。その他，青山学院大学，聖心女子大学，立正大学非常勤講師。ラジオ・テレビ各局で育児番組担当。放送文化基金賞受賞）。現在，日本小児保健学会名誉会員，東京都小児保健協会名誉会長，日本新生児学会名誉会員。主な著書：『赤ちゃんと楽しく』（朝日新聞社，1990），『赤ちゃん百科』（保健同人社，2001，分担執筆），『胎児からのメッセージ』（二見書房，2004，改訂新版），他。

〈実践・子育て学講座〉
②子育ての保健学

© TAKAHASHI Etsujiro, 2005 　　　　　NDC376　272P　19cm

初版第1刷────2005年4月20日

編者	高橋悦二郎
発行者	鈴木一行
発行所	株式会社 大修館書店

〒101-8466 東京都千代田区神田錦町3-24
電話03-3295-6231（販売部）03-3294-2357（編集部）
振替00190-7-40504
［出版情報］http://www.taishukan.co.jp

装丁者	井之上聖子／装画　村井宗二
編集協力	(有)メビウス
印刷所	壮光舎印刷
製本所	難波製本

ISBN 4-469-21297-0　　　　Printed in Japan

Ⓡ本書の全部または一部を無断で複写複製(コピー)することは，著作権法上での例外を除き禁じられています。